わかりやすい 臨床検査医学
―異常値のメカニズムと疾病の理解のために―

看護学・管理栄養学・薬学・臨床検査学

藤田保健衛生大学名誉教授
篠原　力雄　編著

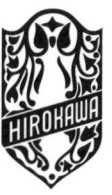

東京　廣川書店　発行

―――― 執筆者一覧（五十音順）――――

石 黒 啓 司	健康食品管理士認定協会理事
大 橋 鉱 二	藤田保健衛生大学医療科学部講師
斉 藤 邦 明	京都大学大学院医学研究科教授
篠 原 力 雄	藤田保健衛生大学名誉教授
須 崎 　 尚	名古屋学芸大学管理栄養学部教授

わかりやすい臨床検査医学

編 著　篠_{しの} 原_{はら} 力_{りき} 雄_お　　平成 23 年 3 月 20 日　初 版 発 行ⓒ
発行者　廣 川 節 男

発 行 所　株式会社　廣 川 書 店

〒 113-0033　東京都文京区本郷 3 丁目 27 番 14 号
電話　03(3815)3651　　FAX　03(3815)3650

本書を発刊するにあたって

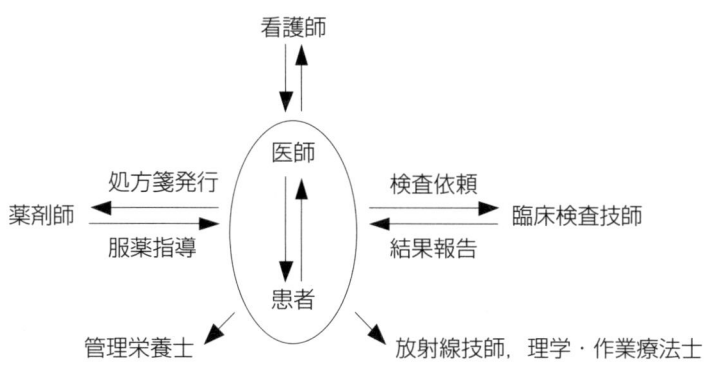

　医師は患者との問診，触診などのほか，自身の培ってきた経験などにより疾病を推定しているが，さらに的確に診断するためには，臨床検査のデータを必要とする場合が多い．

　臨床検査には，生化学検査，血液検査，尿検査，免疫学的検査および生理学的検査など広範囲にわたっている．それらの中から患者の疾患，病態を客観的に評価できる検査を選択し，その結果を参考にして最終的に診断している．

　治療は，確定した診断に基づき，薬剤の投与が開始されるが，その薬剤による治療効果を正しく把握するのみならず，可能性のある副作用の出現や栄養状態などについてもすばやく判断しなければならない．したがって，医師は勿論，看護師，薬剤師，管理栄養士は，臨床検査値が異常値となる原因および病態についても十分な知識をもっていなければならない．

　また，患者を取り巻くコメディカル，特に看護師は最も幅広い看護に関する知識，経験を要求される．医療の分野における管理栄養士は，入院患者の術後や疾患別の食事指導，保健指導，ライフステージによる生活指導など「食」への専門知識と技能を持った重要な医療職である．特に病床にある患者については，その栄養状態を適正に維持することが，病態の改善・治癒に多大な影響を与える．そのため，最近では看護師，管理栄養士，薬剤師，臨床検査技師などのコメディカルの人たちがチーム（NST）を構成して，各分野の立場で患者の臨床症状，病態，検査データなどより判断して医師に意見具申する体制がとられつつある．

　患者にとって最も重要なのは，患者からのいろいろのシグナルをコメディカルの人たちがすばやく察知して，医師に報告し適切に対応してくれることである．このためには，疾病の原因を的確に反映する臨床検査データより，その異常値の原因を解析する能力および各疾患の病態に対する知識力が必須である．

　本書は，このような観点からⅠ部は臨床検査の概要と主要な生体成分の基礎と臨床，Ⅱ部は系統別の主要な疾患の概要，Ⅲ部は主要な疾患のガイドライン・診断基準およびⅣ部は主要な臨床検査の基準値一覧表から成り立っている．

2011年2月

著者一同

目　　次

第1部　臨床検査の概要と主要な生体成分の基礎と臨床 ………………… 1

1　臨床検査の概要　2
- 1.1　臨床検査の役割　2
- 1.2　臨床検査の種類　2
- 1.3　臨床検査における基準値の一般的設定法　3
- 1.4　感度と特異度　4
- 1.5　カットオフ値　5
- 1.6　臨床検査値に影響を与える因子　5

2　タンパク質・アミノ酸の基礎と臨床　5
- 2.1　タンパク質を構成するアミノ酸　5
- 2.2　タンパク質・アミノ酸の臨床検査　6
- 2.3　栄養アセスメントタンパク質およびNST　9
- 2.4　急性相反応タンパク質　10
- 2.5　栄養ケアマネージメント　11
- 2.6　分岐鎖アミノ酸の臨床　11

3　非タンパク質性窒素の基礎と臨床　12
- 3.1　非タンパク質性窒素の基礎　12
- 3.2　非タンパク質性窒素の臨床　15

4　血清酵素の基礎と臨床　16
- 4.1　血清酵素活性測定の基礎　16
- 4.2　血清酵素活性測定の臨床　17

5　糖質の基礎と臨床　20
- 5.1　糖質の基礎　20
- 5.2　糖質の臨床　22

6　血清脂質の基礎と臨床　24
- 6.1　血清脂質の基礎　24
- 6.2　血清脂質の臨床　29

7　血清無機質の基礎と臨床　30
- 7.1　血清無機イオンの基礎　30
- 7.2　血清無機イオンの臨床　32

8 血清ビリルビン代謝　33
　8.1　ビリルビンの基礎　33
　8.2　ビリルビンの臨床　35

9 尿の基礎と臨床　36
　9.1　一般性状　36
　9.2　尿中化学成分　37
　9.3　異常尿成分　38

10 血液の基礎と臨床　39
　10.1　血液の基礎　39
　10.2　血液の臨床　39

11 免疫の基礎と臨床　43
　11.1　免疫の基礎　43
　11.2　疾患と免疫反応　46
　11.3　免疫の臨床　48

第2部　系統別の主要な疾患の概要 …… *51*

1 消化器系の疾患　52
　1.1　肝炎　52
　1.2　肝硬変　52
　1.3　脂肪肝　53
　1.4　クローン病　53
　1.5　潰瘍性大腸炎　54
　1.6　急性膵炎　54
　1.7　慢性膵炎　54
　1.8　胆石症　55
　1.9　胆嚢炎　55
　1.10　黄疸　55

2 循環器系の疾患　56
　2.1　高血圧症　56
　2.2　動脈硬化症　56
　2.3　虚血性心疾患　57
　　2.3.1　急性冠症候群　57
　　2.3.2　慢性冠症候群　57
　2.4　心不全　58
　2.5　脳卒中　58
　　2.5.1　脳梗塞（脳軟化症）　58

  2.5.2 　脳出血　58
  2.5.3 　くも膜下出血　59

3 　腎疾患　59

 3.1 　糸球体疾患　59
  3.1.1 　急性糸球体腎炎　60
  3.1.2 　慢性糸球体腎炎　60
  3.1.3 　ネフローゼ症候群　60
 3.2 　腎不全　61
  3.2.1 　慢性腎不全　61
  3.2.2 　急性腎不全　62
 3.3 　糖尿病性腎症　62
 3.4 　慢性腎臓病（CKD）における食事療法　63
 3.5 　血清尿素窒素と血清クレアチニン　64
  3.5.1 　血清尿素窒素（BUN）　64
  3.5.2 　血清クレアチニン　64
  3.5.3 　BUN/クレアチニン比　64
 3.6 　利尿薬　64
  3.6.1 　ループ利尿薬　64
  3.6.2 　サイアザイド系利尿薬　65
  3.6.3 　カリウム保持性利尿薬（アルドステロン拮抗薬）　65

4 　内分泌疾患　65

 4.1 　脳下垂体疾患　66
 4.2 　甲状腺疾患　66
  4.2.1 　甲状腺機能亢進症（バセドウ病）　66
  4.2.2 　甲状腺機能低下症（クレチン症，粘液水腫）　66
  4.2.3 　橋本病　66
 4.3 　副甲状腺疾患　66
  4.3.1 　副甲状腺機能亢進症　66
  4.3.2 　副甲状腺機能低下症　67
 4.4 　副腎皮質疾患　67
  4.4.1 　副腎皮質機能亢進症　67
  4.4.2 　副腎皮質機能低下症（アジソン病）　67

5 　代謝疾患　67

 5.1 　糖尿病　67
 5.2 　脂質異常症　70
 5.3 　高尿酸血症・痛風　72

6 　骨疾患　73

6.1　骨粗鬆症　　73
　　　6.2　骨軟化症，くる病　　73
　7　メタボリックシンドローム　　74
　8　貧血　　74
　9　悪性腫瘍　　77
　10　免疫系疾患　　79

第3部　主要な疾患のガイドラインおよび診断基準　　83

ガイドライン，診断基準など　　84
　1. 高血圧ガイドライン　　84
　2. 糖尿病ガイドライン　　85
　3. 脂質異常症ガイドライン　　86
　4. 骨粗鬆症の診断基準　　89
　5. 肥満の判定基準　　90

第4部　主要な臨床検査項目の基準値　　91

臨床検査項目一覧　　92

索引　　97

臨床検査の概要と主要な生体成分の基礎と臨床

1 臨床検査の概要

1.1 臨床検査の役割

臨床検査は，現代医療の中で欠くことのできない重要な位置を占めている．診断は，患者から疾病に関する有用な種々の情報を得て行われ，その診察結果を総合して，どのような検査が必要で，何の検査から始めるべきかについて判断する．外来の初診や健康診断などで行う総括的な検査をスクリーニング検査と称し，一般に尿検査，血液検査，心電図やレントゲン検査など短時間で行える検査の組み合わせである．スクリーニング検査を実施することで疾病の有無や障害臓器の推定，精密検査の必要性などを判断するのに役立つ基本的な情報が得られ，血球数算定，尿・糞便検査，基本的な生化学・免疫血清検査，画像検査などを目的に応じて選択する．すなわち，スクリーニング検査は異常な部位を拾い上げるための「ふるい分け」検査で，臓器系統別に行われる．スクリーニング検査の結果が得られ，この段階で診断がつけられない場合は，さらに詳しい検査である第二次検査の計画が必要となり，鑑別検査，精密検査が施行される．これらの検査成績から確実な診断をつけ，直ちに治療が行われる．以後は，病状の経過観察のためフォローアップ検査がなされ治癒するまで病態を観察する．

1.2 臨床検査の種類

検査を大別すると患者自身を扱う生体検査（生理機能検査）と患者から採取したものを検査する検体検査とに区別される．

1) 生体検査（生理機能検査）

生理機能検査には，循環機能検査，呼吸機能検査，神経・筋機能検査，超音波検査等がある．

a) 循環機能検査

心電図検査，ベクトル心電図検査，心音図検査，脈波検査など，主として心臓の構造及び機能検査を行う．

b) 呼吸機能検査

スパイログラフィー（肺活量，1秒率等），基礎代謝検査，血液ガス測定等，肺の機能に関する検査を行う．

c) 神経・筋機能検査

脳波検査及び筋電図検査等，脳や神経・筋に関する検査を行う．

d) 超音波検査

心臓，腹部（肝臓，胆道等），産婦人科，泌尿器科の検査を行う．

e) その他

核磁気共鳴検査（MRI），サーモグラフィー検査，毛細血管抵抗検査，経皮的ガス分圧測定検査，無散瞳式眼底検査，眼振電図検査，重心動揺検査，聴力検査などがある．

2) 検体検査

a) 一般検査

主に尿，糞便，髄液，喀痰等の定性検査を行う．

b) 臨床化学検査

血液，尿等に含まれる成分について化学的反応を利用して定量検査を行う．
c）臨床血液検査
　血液中の有形成分の数の算定，形態の検査，凝固・線溶検査等を行う．
d）臨床免疫検査
　細菌，ウイルスによる感染症の診断に用いられる．抗原や抗体を検出することにより疾病の原因を判定する．
e）臨床微生物検査
　細菌，ウイルス，真菌の培養，分離を行い病気の原因となっている微生物を同定する．またその微生物に効果のある薬剤を見いだす感受性試験を行う．
f）遺伝子検査
　細胞，組織を用いて遺伝子を解析し疾患の診断に用いられるほか，最近では個々の遺伝子を解析し，薬の効果および副作用などのいわゆるテーラーメード医療にも用いられる．
g）病理組織細胞検査
　外科材料や内視鏡により摘出した組織，臓器について顕微鏡下でその形態学的特徴を観察することにより病気を診断する．また喀痰，子宮内擦過，尿等の細胞の形態的な特徴を検査することにより悪性腫瘍を診断する細胞診も行う．
h）その他
　緊急検査，輸血検査，RI検査などは，一部の病院で別に備えている．

1.3　臨床検査における基準値の一般的設定法

　基準値（reference value）とは一般的に臨床検査学的に異常を示さない人を健常人と規定し，この基準値を多く集めて，基準個体が属する母集団の測定値分布を統計学的に推計して基準範囲を求める．基準値の設定では健常者を多数集め採血条件や人種，性，生活習慣などの変動因子を考慮する必要がある．基準値の設定を行う場合，基準値の分布型に理論分布を想定して基準範囲を求めるパラメトリック法と特定の分布型を仮定しないで基準範囲を求めるノンパラメトリック法とがある．

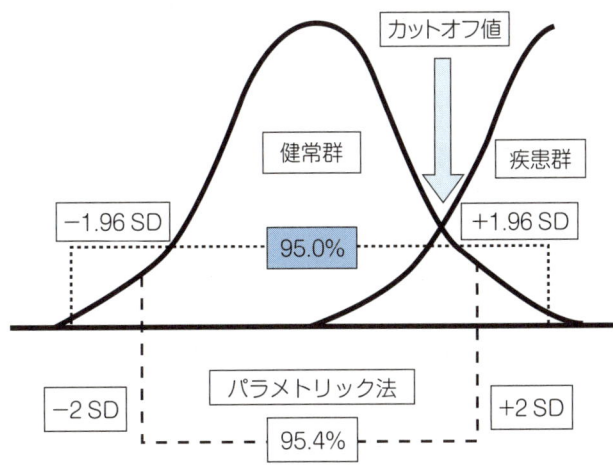

図1.1　パラメトリック法を用いた基準値の設定

a）パラメトリック法

集団の平均値 ± 2 SD（標準偏差）の範囲を基準範囲とする方法（図 1.1）．

b）ノンパラメトリック法

測定値を順に並べ替え，上位 2.5% と下位 2.5% で中央値を含む 95% の範囲を基準範囲とする方法．

1.4 感度と特異度

感度とは，ある疾患を有する患者に対して検査を行った場合の異常値（陽性）を示す確率をいう．一方，特異度とはある疾患のない人に対して検査を行い，正常（陰性）示す確率である．一般的に感度を上げると特異度が低下し，特異度を上げると感度が下がる．したがって，鑑別すべき病気や検査の性質を加味して最も妥当な感度と特異度をもつカットオフ値が設定される．

① 感度も特異度も高い検査

偽陽性（過剰診断）・偽陰性（見逃し）となる確率が低い．検査陽性ならその疾患であり，陰性ならばその疾患ではないと断定できる．したがって，その検査だけで診断が確定できる．

② 感度が高い検査

患者群では偽陰性（見逃し）となる確率が低く，その疾患に罹患していれば大部分が検査陽性となる（スクリーニングに有用）．検査が陰性（negative）ならば，その疾患はほぼ否定できる（除外診断）．

③ 特異度が高い検査

非患者群で偽陽性（過剰診断）となる確率が低く，その疾患に罹患していなければ大部分が検査陰性となる．検査で陽性（positive）となれば，その疾患に罹患していると判断する（確定診断）．

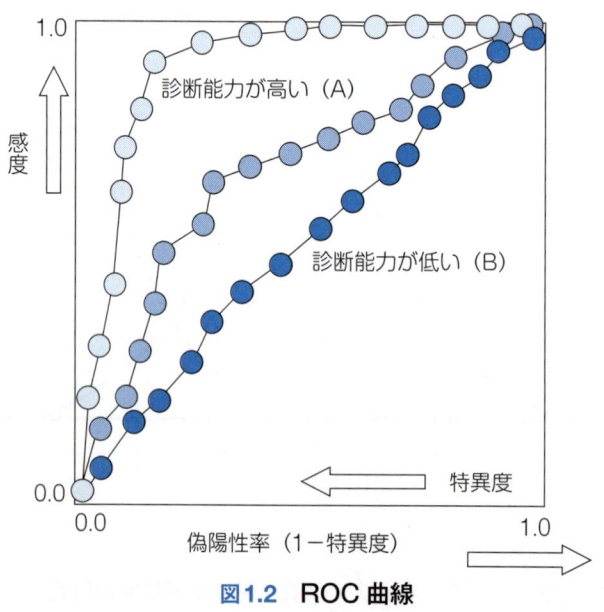

図1.2　ROC 曲線

1.5 カットオフ値

カットオフ値とは，検査値の正常と異常の判定に用いられ（図1.1参照），例えば腫瘍マーカーの場合では癌と非癌を判別するための値で，定性検査や半定量検査の場合ではカットオフ値を境にして以下を陰性，以上を陽性と判断する値である．カットオフ値を変えることにより疾患の鑑別能力が変化する*．

＊カットオフ値を変化させたときの感度と特異度の変化を記録した曲線がReceiver Operating Characteristics curve（ROC曲線）であり，疾患を診断するための能力やカットオフ値の設定に用いられる．カットオフ値を変化させながら求めた感度をY軸，1－特異度をX軸にプロットすると，診断能力の高い検査ほど左上の（A）のパターンに近く，低い検査ほど$y=x$の一直線（B）に近くなる（図1.2）．

1.6 臨床検査値に影響を与える因子

採血条件によって測定値が変動する検査項目があるので，採血は原則早朝空腹時の安静時が望ましい．また，性別，年齢，日内，運動などの生理的要因によって検査値に影響する項目があるので，特に注意が必要である．採血条件などサンプルの取り扱いによって，検査測定値に誤差を生じる場合がある．例えば，サンプルの溶血で，血清中の乳酸脱水素酵素（LD），K，ASTの値が上昇する．また，アスコルビン酸の過剰摂取で測定系に影響する場合や，長時間サンプルを放置した場合に検査値へ影響する場合があるので，サンプルの取り扱いには充分注意する．

表1.1 生理的因子により検査値に著明な影響のみられる代表的検査項目

因　子	変　動	検査項目
食事	増加	グルコース，中性脂肪
食事	減少	遊離脂肪酸，無機リン
運動	増加	CK，LD，遊離脂肪酸
飲酒	増加	γ-GT，中性脂肪
性別	男性が高値	尿酸，クレアチニン，γ-GT，CK，Fe
性別	女性が高値	HDL-コレステロール
日内変動	朝が高値	Fe，コルチゾール

2 タンパク質・アミノ酸の基礎と臨床

2.1 タンパク質を構成するアミノ酸

1）アミノ酸の分類

①脂肪族アミノ酸
- グリシン
- アラニン
- 水酸基を有するアミノ酸：スレオニン，セリン
- 酸性アミノ酸：アスパラギン酸，グルタミン酸

- 塩基性アミノ酸：リシン，アルギニン
- アミド型アミノ酸：アスパラギン，グルタミン
- 含硫アミノ酸：メチオニン，システイン
- 分枝（岐）アミノ酸：バリン，ロイシン，イソロイシン

② 芳香族アミノ酸
- フェニルアラニン，チロシン

③ 複素環（異環式）アミノ酸
- トリプトファン，ヒスチジン，プロリン

＊タンパク質には含まれないが重要な役割を有するアミノ酸として，オルニチンとシトルリンがある．この2つのアミノ酸は尿素回路を構成する塩基性アミノ酸である．

＊青字はヒトの必須アミノ酸

2.2 タンパク質・アミノ酸の臨床検査

1) 血漿（清）タンパク質の役割

① 栄養源として利用されている

体内でタンパク質不足が生じたり，寿命がきたタンパク質が分解されてアミノ酸となり，タンパク質生合成に利用される．

＊血漿：採血した血液にヘパリン，EDTAなどの血液凝固阻止剤を加えて，遠心分離して得られた上澄み．フィブリノゲンが含まれる．

＊血清：採血した血液を室温下に放置して凝固させた後，遠心分離して得られた上澄み．フィブリノゲンは含まれない．

② 輸送体として働く
- 脂質の輸送：LDL，HDL，VLDL，キロミクロンなどのリポタンパク質．
- 無機イオンの輸送：Fe^{3+}，Cu^{2+}，Ca^{2+}などを輸送する．

③ 浸透圧の維持：血液と組織間の浸透圧の平衡を維持する．アルブミン値が2.5 g/dℓ以下になると浮腫を起こすようになる．

④ 緩衝作用：タンパク質は両性電解質なので血液のpHを維持する．

⑤ 生体の防御作用：IgG，IgA，IgMなどの免疫グロブリンなど．

⑥ 血液凝固作用：フィブリノゲンは凝固反応，プラスミノゲンは線溶に関与する．

⑦ 酵素作用：血中において生理作用を有している酵素には，プロトロンビン，LCATなどがある．

＊血漿酵素の中には，組織細胞の破壊，細胞膜透過性の変化などにより血中に出現する酵素があるが，臨床診断的な意義はあるものの，酵素としての役割はない．

2) 血清タンパク質の種類およびタンパク質分画

血漿（清）に含まれるタンパク質の種類は，微量なものまで含めると約1,000種類以上に及ぶ．臨床検査の分野で測定の対象にするのは，濃度が比較的高く，測定法が確立されているタンパク質に限られてくる．例えば，アルブミン，免疫グロブリン，リポタンパク質などがあり，各々の濃度が測定され臨床的に有用な情報が得られている．

一方，血清タンパク質は分子量，荷電の違いなどから，電気泳動法により5つのグループに分けられ，各々の分画比を求めて臨床診断に利用している．

*電気泳動法によるタンパク分画

緩衝液に浸した支持体膜（セルロースアセテート膜）に血清を塗抹する
↓
直流電流を通電する
↓
一定時間後，通電を止め泳動膜を染色液に浸し，タンパク部分を染色
↓
洗　浄
↓
乾　燥
↓
5分画バンドの染色強度の百分比を測定
↓
5分画の百分比を健常値と比較し，そのデータを診断に応用する

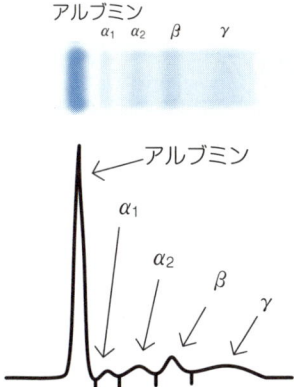

図2.1　泳動像とデンシトグラム（正常パターン）

正常ではアルブミンを除くピークの高さは $\alpha_1 < \alpha_2 < \beta > \gamma$-グロブリンとなっており α_1 が一番低い．β-グロブリンは最も高く，また他と比べて疾患による影響を受けにくい．

表2.1　各分画の基準値

分画名	血清中濃度
アルブミン	約60～72%
α_1-グロブリン	約2～4%
α_2-グロブリン	約5～10%
β-グロブリン	約6～12%
γ-グロブリン	約10～20%

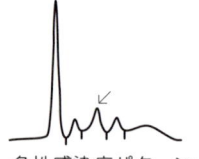 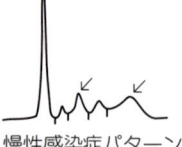 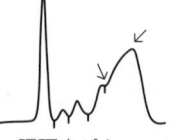 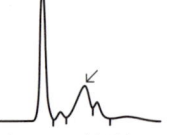 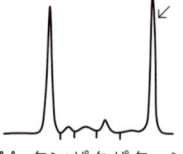

急性感染症パターン	慢性感染症パターン	肝硬変パターン	ネフローゼパターン	M-タンパクパターン
炎症時に増加する急性相反応物質が多く含まれる$α_1$や特に$α_2$が$β$と比較して上昇している.	慢性炎症では$α_2$の上昇に加え免疫グロブリンが含まれる$γ$が上昇している.	肝臓の網内系細胞の機能低下で腸管からの持続的な異物暴露により$γ$が上昇する．特に$γ$ピークの初期成分である IgA が増加し$β$と$γ$が結合した"$β$-$γ$ Bridging"を形成する．また肝で産生されるアルブミンは低下する．	腎からのタンパク漏出により肝でのタンパク合成が亢進するが，分子量の大きなマクログロブリンは漏出しないため$α_2$が増加したようなパターンとなる．	多発性骨髄腫や原発性マクログロブリン血症ではモノクローナルなタンパクが増加し，$β$〜$γ$の位置にシャープなピークを形成する．

図2.2　主な異常パターンとその特徴

3) 血清アルブミン

① 役割
- 血清タンパク質の中で最も浸透圧への関与が大きい．その濃度が低下すると浮腫が起こる．
- 金属イオンの運搬：Ca^{2+}, Cu^{2+}, Zn^{2+}
- 遊離脂肪酸の運搬
- 遊離型ビリルビンの運搬

② 肝機能の判定に有用
アルブミンは肝臓で生合成され，血中へ分泌されている．したがって，肝臓の機能が低下する肝硬変，慢性肝炎では血清アルブミン値は基準値より低下する．

③ 腎臓機能の判定に有用
- 血清タンパク質の中では，アルブミン（分子量 66,500）の分子量は小さい．
- 糸球体障害があると尿中へもれ出てしまう．代表的な疾患はネフローゼ症候群である．
- 代表的な疾患はネフローゼ症候群で，1日 3.5 g 以上が尿中に失われるので，血中アルブミン値は低下する．

④ 長期的な栄養状態の判定に有用
- 肝臓で生合成されるアルブミンは，食事の栄養バランスの影響を強く受ける．
- アルブミンの生物学的半減期は 14 〜 23 日である．
- 長期的な栄養状態の評価に有用である．特に高齢者の PEM（Protein Energy Malnutrition, タンパク質・エネルギー欠乏栄養失調）の早期診断，食事摂取不足の判断に適している．

血清アルブミンの基準値　3.8 〜 5.3 g/dℓ

2.3 栄養アセスメントタンパク質およびNST

1) 栄養アセスメントタンパク質

患者の治療効果は栄養状態によって著しく左右されるために，医師は触診（身体計測，筋肉量など），食事摂取量，血液の生化学検査，尿検査などのデータを把握する必要がある．

患者の栄養状態は，血清タンパク質のうち生物学的半減期の短い血清タンパク質は早期の栄養状態を，半減期の長いタンパク質は中・長期的な栄養状態の判断データとして有用である．そのために，下記の血清タンパク質が栄養アセスメントタンパク質として臨床検査で測定されている．

栄養アセスメントタンパク質は表2.2に示すように，低栄養状態だけではなく，炎症，肝臓機能低下などでも変動するので，注意が必要である．

* 炎症の疑いがある場合は，CRP（C-反応性タンパク質，炎症マーカー）を測定する．
* 慢性の肝臓障害ある場合は，AST，ALTを合わせ測定する．
* 腎臓疾患（ネフローゼなど）では尿アルブミン値もチェックする必要がある．

表2.2 栄養アセスメントタンパク質

	RBP[*1]	トランスチレチン[*2]	トランスフェリン[*3]	アルブミン
産生臓器	肝臓	肝臓	肝臓	肝臓
生物学的半減期	0.5日	2日	7日	21日
分子量	21,000	55,000	75,000	66,500
健常者血中濃度	3.5〜5.5 mg/dℓ	男23〜44 mg/dℓ 女22〜34 mg/dℓ	190〜320 mg/dℓ	3.8〜5.3 g/dℓ

[*1] Retinol Binding Protein（RBP）：ビタミンAは大部分肝臓に蓄積されるが，体内の必要に応じてRBPと結合して血中に放出される．しかし，RBP自身の分子量は小さいので，腎臓から尿中に失われてしまう．それを防ぐために，トランスチレチン（分子量55,000）と結合して血中を循環している．RBPの半減期は0.5日なので非常に早い時点での栄養状態を反映する．

[*2] トランスチレチン（TTR）：トランスサイレチンあるいはプレアルブミンともいわれている．血中では甲状腺ホルモンのチロキシンと結合しているが，その他RBPとも結合している．

[*3] トランスフェリン（Tf）：本来Fe^{3+}の輸送タンパク質である．鉄欠乏性貧血では上昇する．

2) NST（nutrition support team）

医師の指導の下に，看護師，薬剤師，管理栄養士および臨床検査技師などの各種の医療職が一体となって，患者にとって必要な栄養管理を指導・提言し，患者の治療，合併症の予防，回復，退院，社会復帰を図ることを行うチームをいう．

- **看護師**：カテーテルの管理，栄養・食事のチェック，身体計測（体温，脈拍，血圧），NST診療録の管理などを行う．患者との接触度が最も高いので，患者の身体状況を確認し，正確な情報をチームに報告する．
- **薬剤師**：輸液製剤の無菌的な調製，薬剤師からみた処方内容について検討をする．特に，輸液製剤，経腸栄養剤と投与薬剤との相互作用，消毒剤と消毒法についてチームおよび患者家族への指導・助言を行う．
- **管理栄養士**：患者の食事摂取量や摂食状況などの情報を基に，食事量や食事内容の調整を行う．

- **臨床検査技師**：いろいろの検査データを総合的に評価し，患者の病態，薬剤による副作用の有無，栄養評価に関する検査情報をチームに提言する．

2.4 急性相反応タンパク質
急性炎症時に増加・減少する血清タンパク質をいう．このタンパク質は，体内の炎症，組織障害などの指標としてきわめて鋭敏なので，その測定は臨床的に有用である．

1) CRP（C-reactive protein）
- CRP は肺炎球菌体の C 多糖体と沈降反応するタンパク質として見いだされた．5 つのサブユニットが輪状に結合した構造をもち，分子量 105,000.
- この反応は非特異的な反応であるが，組織の損傷を鋭敏に反応する．
- 上昇する疾患
  * 炎症性疾患：炎症マーカーとして鋭敏に上昇する．病態の診断，予後の判定，治療効果をみるのに有用．炎症や組織の破壊に反応し，6～12 時間以内に増加．手術後では 12～24 時間後に増加，2 日目にピークとなる．
  * 心筋梗塞：発症後 6～8 時間で上昇し，3～4 日にピークとり，病態が改善されると急速に低下する．
    不安定狭心症で，CRP 値が 300 μg/dℓ 以上の場合には心筋梗塞を併発する頻度が高く，予知マーカーとして有用．
  * 悪性腫瘍：腫瘍の進展に伴って上昇傾向を示す．治療法が有効な症例では CRP 値は低下するので，有効性の評価，術後の再発，転移があると上昇傾向を示す．
  基準値：0.3 mg/mℓ 以下

2) SAA（serum amyloid A）
- 炎症の活動性を鋭敏に反映する．炎症が重症になるほど，全身性のものなどは高濃度となる．
- SAA が上昇する疾患では CRP も陽性となる症例が非常に多い．SAA 陰性で CRP 陽性となるのはまれである．
- 100 μg/mℓ 以上：感染症（真菌，細菌），急性心筋梗塞，悪性腫瘍（有症状期）（中～高濃度上昇）
- 100 μg/mℓ 以下：限局的な脳梗塞，軽症の感染症，炎症の初期および回復期，ウイルス感染症

  基準値：10 μg/mℓ 以下

3) ハプトグロビン（Hp）
- 主に肝臓で生合成されている．分子量約 100,000．生物学的半減期 3.5～5 日．
- 溶血によってヘモグロビン（Hb）と結合して複合体を形成して細網内皮系細胞に速やかに取り込まれ分解される．Hp-Hb 複合体の半減期は 10～30 分と非常に短い．Hb が Hp と結合するのは Hb が尿中に失われるのを防止するためである．
- 感染症，炎症，組織崩壊，悪性腫瘍などで上昇する．

- 溶血性疾患，肝実質細胞障害で低下する．
- 急性心筋梗塞では上昇する．

基準値：30 〜 190 mg/dℓ

4) セルロプラスミン（Cp）
- 血清中の銅イオンの 90 〜 95% は Cp と結合している．
- 慢性炎症性疾患，妊娠などで増加．
- 胃，肺，骨などの悪性腫瘍で増加．腫瘍の進行度を知る上で重要なマーカーである．
- ウィルソン病やメンケス病が疑われる時には，必要不可欠な検査である．
   * ウィルソン病：肝臓，脳，腎臓などに銅イオンが異常蓄積する遺伝的疾患．血清銅イオン濃度は低値である．角膜への銅沈着による青いリングなどが特徴．
   * メンケス病：別名ねじれ毛症候群ともいわれ毛髪異常がみられる．銅イオンの腸管からの吸収障害が原因．血清 Cp，血清銅イオン濃度低値．

基準値：21 〜 37 mg/dℓ

5) フィブリノゲン
- 分子量 340,000，糖タンパク質である．本来血液凝固因子として発見された．
- 肝臓で生合成され，生物学的半減期は 3 〜 4 日．
- 出血傾向がある時のスクリーニング検査，DIC の診断および経過観察に必要な検査．
- 血栓傾向のある時のスクリーニング検査，線溶療法の経過観察に必要．
   * DIC：disseminated intravascular coagulation（播種性血管内凝固症候群）
      何等かの原因により，極端な血液凝固性亢進状態を生じ，全身の細小血管内に血栓が多発し，過剰のフィブリノゲン消費による凝固障害を呈する症候群である．
   * 線溶療法：血栓溶解療法ともいう．血栓症の急性期に薬物により血栓を溶解する療法．組織プラスミノゲンアクチベーター（TPA）が治療に用いられている．

基準値：200 〜 400 mg/dℓ

6) α_1-アンチトリプシン
- 炎症マーカーであり，CRP とよい相関性を示す．組織障害の 2 〜 3 日後にピークとなる．
- 白血病，肝臓がん，肺がんで高値を示すマーカーで，転移を起こすと更に高値となる．

基準値：160 〜 350 mg/dℓ

2.5 栄養ケアマネージメント
- 介護保険施設において，管理栄養士が中心となって栄養補給，栄養食事指導などの栄養ケア計画を立てて実施する．
- 要介護者の「生活機能の維持」，「体力増強」，「食べる喜び」を実践する．理学療法士（PT）や作業療法士（OT）の協力も必要である．

2.6 分岐鎖アミノ酸の臨床
- バリン，ロイシン，イソロイシンは分岐鎖アミノ酸であり，筋肉に取り込まれやすい．

一方芳香族アミノ酸は肝臓に取り込まれやすい特徴がある．
- 血清中総分岐鎖アミノ酸濃度/チロシン濃度を BTR といい，肝機能検査の指標としている．
- 血清中総分岐鎖アミノ酸濃度/フェニルアラニン濃度＋チロシン濃度をフィッシャー比というが，BTR の測定法が簡便なので現在はこの検査は行われてはいない．

3 非タンパク質性窒素の基礎と臨床

3.1 非タンパク質性窒素の基礎

血清中に含まれる含窒素化合物の中で，最も濃度が高いのはタンパク質で，窒素濃度としては 1.1 ～ 1.3 g/dℓ（タンパク質濃度 6.7 ～ 8.3 g/dℓ）含まれている．タンパク質以外で窒素を含有する成分を非タンパク質性窒素 none protein nitrogen（NPN）といい，尿素，尿酸，クレアチニン，クレアチン，アンモニアおよびアミノ酸がある．

現在では非タンパク質性窒素という名称は使われなくなり，各々の成分の定量法および臨床的意義も明確にされているので，各々の成分名での検査となっている．

1) BUN（blood urea nitrogen，血中尿素窒素）の基礎

体内においてアミノ酸は，タンパク質の生合成やエネルギー源としても利用されている．アミノ酸を代謝して ATP を産生する場合，アミノ酸のアミノ基は不要なので，脱アミノ反応を受ける．その反応を触媒する酵素として，アミノトランスフェラーゼによるアミノ基転移反応およびグルタミン酸デヒドロゲナーゼがある（図 3.1）．これらの酵素によって脱アミノされたアミノ基は肝臓に局在する尿素回路によって尿素へと代謝（図 3.2）され，尿中に排出されている．

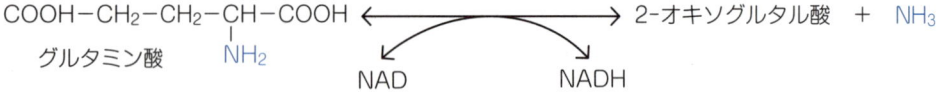

図3.1 グルタミン酸デヒドロゲナーゼ反応

2) 尿酸の基礎

- 生体内の核酸（DNA，RNA），ヌクレオチド（ATP，NAD など）の構成成分のプリン塩基（アデニン，グアニン）は最終的に尿酸へと代謝され（図 3.3，3.4），尿中に排出されている．
- 尿酸は水に溶解しにくく，飽和濃度は約 6.3 mg/dℓ 位である．
- 飽和濃度を超えると関節液内に針状結晶が析出されやすい → 強い関節痛（痛風）
- 細胞増殖が活発になると代謝されるプリン塩基量も増加（白血病など）．
- プリン体を多く含む食品の摂取は血中尿酸値を上昇させる．
  プリン体を多く含む食品：鶏，豚，牛レバー，かつお，いわし，えび，サンマなど

3 非タンパク質性窒素の基礎と臨床　13

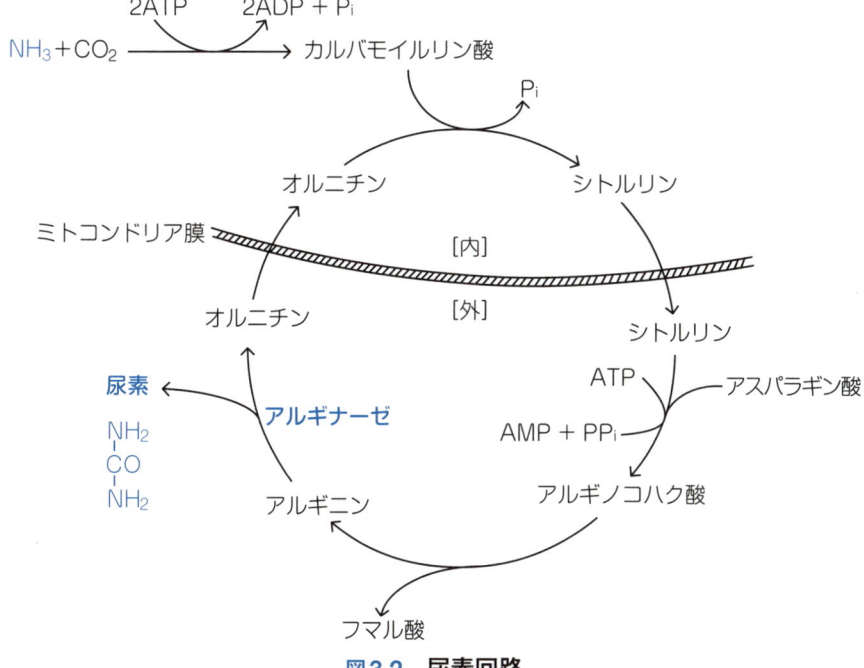

図3.2　尿素回路

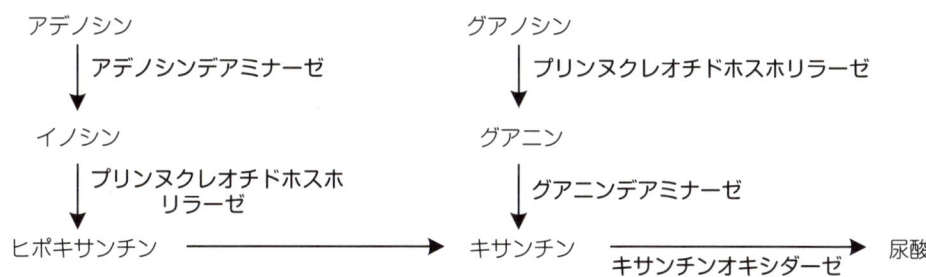

図3.3　プリン塩基から尿酸への代謝図

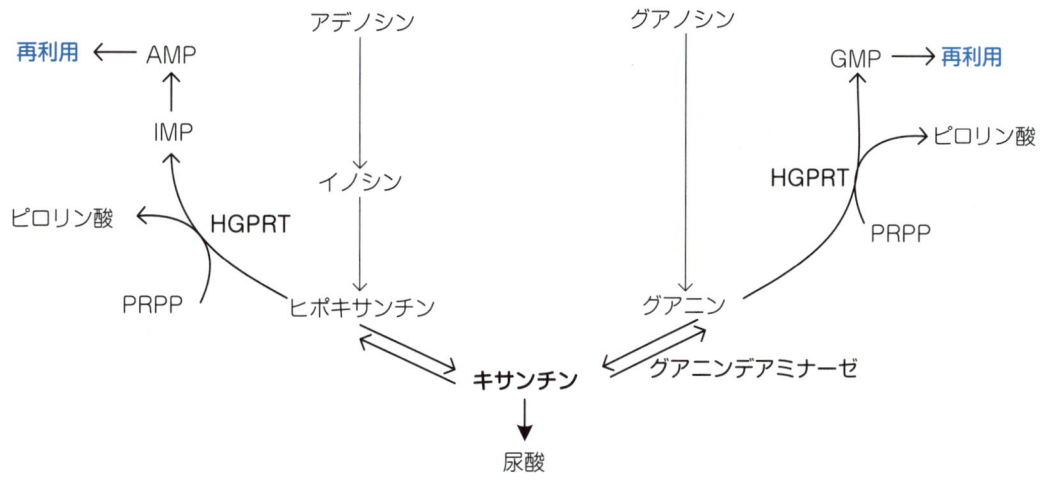

図3.4　尿酸の体内代謝

PRPP：ホスホリボシルピロリン酸
HGPRT：ヒポキサンチン‐グアニンホスホリボシルトランスフェラーゼ

3）クレアチン，クレアチニンの基礎

- 生体内の総クレアチンの98%は筋肉内に高エネルギー化合物の**クレアチンリン酸**として蓄えられ，筋収縮反応に関与している．
- その生合成は腎臓，肝臓および筋肉の3つの組織が関与している．
- クレアチンは非酵素的に脱水閉環されクレアチニンとなり，腎臓を経て尿中に排出されている．
- クレアチンの生合成過程（図3.5）
- クレアチニンの生成：クレアチン ⟶ クレアチニン + H_2O
- 筋収縮時のクレアチンリン酸の役割（図3.6）

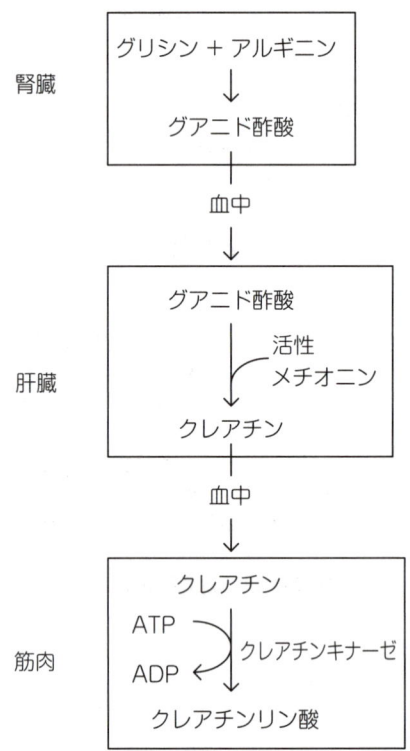

図3.5 クレアチンの生合成過程

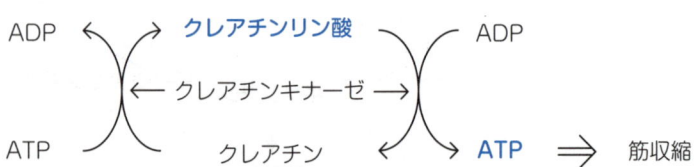

図3.6

4）アンモニアの基礎

生体内で生成されたアンモニアは，非常に強い中枢神経毒性を有しているので，肝臓に局在する尿素回路でほとんど毒性のない尿素へと代謝して尿中に排出する．

3.2 非タンパク質性窒素の臨床

1）BUN の臨床

尿素は腎臓から排泄されるが，体内での生成の増加（高タンパク量の摂取，消化管への出血），循環血液量の異常（脱水，血液濃縮など）などによっても変動する．

- 過剰タンパク食の摂取，消化管への出血
- やけど，高熱，手術などによる体タンパク質の分解の亢進
- 長時間の激しい運動，発汗，嘔吐などによる水分の消失による血液濃縮

基準値：8 〜 20 mg/dℓ

2）尿酸の臨床

1960 年以前では，痛風はまれな疾患であったが，以降食生活の欧米化，アルコール摂取量の増加に伴い急増．現在，痛風患者は約 60 万人，予備群は約 500 万人といわれる．30 〜 50 歳代の男性に多いのが特徴．血清尿酸値の基準値には性差がある．

- 尿酸産生過剰：白血病，多発性骨髄腫，アルコール過剰摂取，高プリン体食品の過剰摂取
- 尿酸排泄の低下：腎機能障害（慢性腎炎）
- 高尿酸血症の人は虚血性心疾患（狭心症，心筋梗塞など），脳血管障害（脳梗塞など）の合併症を引き起こしやすい．
  *痛風発作の症状：ある日，突然関節が赤く腫れ上がり，激しい痛みが生じる．多くの場合，足の親指の付け根の関節に起きる．発作は夜中に起こりやすいといわれている．痛みは 1 か所という特徴がある．

基準値　男性：4.0 〜 7.0 mg/dℓ　（平均　5.5 mg/dℓ）
　　　　女性：3.0 〜 5.5 mg/dℓ　（平均　4.5 mg/dℓ）

3）クレアチンおよびクレアチニンの臨床

クレアチンとクレアチニンは代謝的には密接な関係であるが，臨床的意義は大きく異なっている．血清クレアチン値が上昇するのは主に筋肉疾患，血清クレアチニンが上昇するのは腎疾患である．両項目とも基準値に性差があるが，クレアチンは男性＜女性，クレアチニンは男性＞女性である．

なお，血清クレアチニン濃度は運動や食事の影響を受けないのが特徴である．

　　クレアチン基準値　　男性：0.2 〜 0.5 mg/dℓ
　　　　　　　　　　　　女性：0.4 〜 0.9 mg/dℓ

　　クレアチニン基準値　男性：0.6 〜 1.0 mg/dℓ
　　　　　　　　　　　　女性：0.4 〜 0.8 mg/dℓ

4) アンモニア

肝硬変（末期），肝臓がん（末期）では肝臓の尿素回路の機能が著しく低下しており，アンモニアの処理が十分ではない．

　　　基準値　12～66 μg/dℓ

4 血清酵素の基礎と臨床

血清中の各種の酵素活性を組み合わせて測定することによって，疾患およびその病態，治療経過，服用している薬剤のよる副作用の発現など多くの情報が得られる．そのため，**多くの検査の中で，最も測定依頼の多い検査である**．

4.1 血清酵素活性測定の基礎

1) 血清酵素の由来

① 細胞内酵素
- 本来細胞内に存在し，その生化学的役割を果たしている．しかし，細胞は特定の組織を除いて，一般的には寿命があり，その役割を終えた細胞は破壊される．この場合は酵素が血中に流出するので弱い活性が認められる．この健常時の活性値が通常，**基準値**として評価される．
- ある疾患が原因で**特定の組織に障害が起こると，組織細胞の急激な破壊が起こり**，多量の酵素が血清に流出されるため，酵素活性が急激に上昇する．ここの活性値の異常な上昇を検知することによって，障害されている組織を推定が可能となる．

② ある特定の組織（おもに肝臓）で生合成され，血中に分泌される酵素
- このような酵素は，**血清中でなんらかの生化学的役割を果たしている**．
- 産生臓器の機能が低下すると，分泌酵素の生合成量が減少するため，**健常時より低下する**．
  - ＊肝臓より血中に分泌されるタンパク質で酵素および血液の凝固に関与しているフィブリノゲンは，肝臓で生合成され血中に分泌されるので，肝臓が障害されると出血凝固時間が延長する．
   その他，**コリンエステラーゼ，LCAT** などがある．

③ 本来外分泌されている酵素が，わずかに血中に漏出しているが，その臓器に障害が生じた時に，健常時より多量に血中に漏出されて高値となる．
  - ＊α-アミラーゼは急性膵炎発症時に著しく上昇する．

2) アイソザイムの測定の意義

同じ個体内に存在し，基質特異性は同じであるが，基質親和性（K_m 値），阻害剤による阻害率，温度安定性などの特性のほか，酵素タンパク質の物理化学的性状（荷電量，分子量など）および免疫学性状が異なる酵素の一群をアイソザイムまたは**アイソエンザイム**（isoenzyme）という．

① 組織局在性の異なるアイソザイム
- **障害されている組織の推定に有用**．
  - ＊乳酸デヒドロゲナーゼ，クレアチンキナーゼ，アルカリホスファターゼ，アミラーゼ

② 細胞内局在性の異なるアイソザイム
- 組織の障害度の推定に有用.
  * ミトコンドリアに局在するアスパラギン酸アミノトランスフェラーゼ（AST-m）活性が血清中でが高い場合は，組織障害度が進んでいることが推定される.

4.2 血清酵素活性測定の臨床
1）AST，ALT
両酵素の活性は必ず同時に測定され，その比率などを求めることが多い.
- 両酵素は，心筋，肝臓，骨格筋において活性が他の組織に比べ高いが，特に肝臓はAST，ALT活性が高い.
  * 心筋，骨格筋疾患ではAST活性は上昇するが，ALT活性の上昇度は低い.

表4.1 心筋，骨格筋，肝臓のAST，ALTの活性比

	AST 活性	ALT 活性
心　筋	↑↑↑	↑
骨格筋	↑↑↑	↑
肝　臓	↑↑↑	↑↑↑

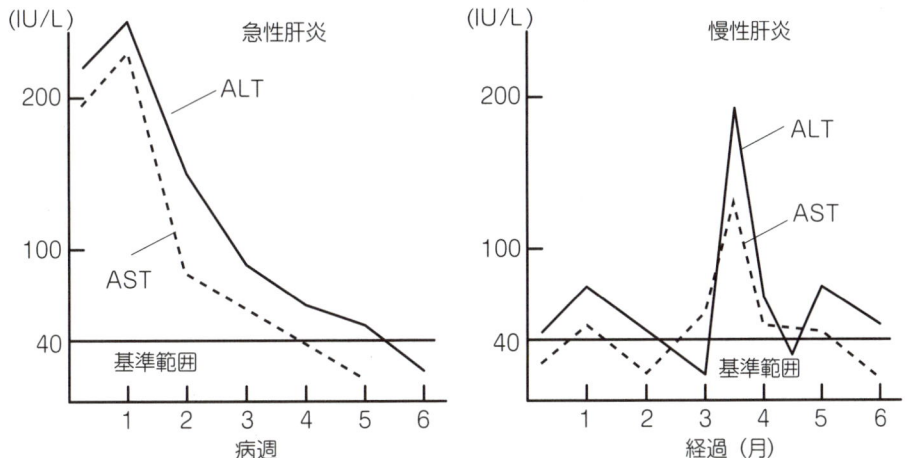

図4.1 急性肝炎および慢性肝炎時のAST，ALT活性の変動の1例

- 肝臓疾患ではAST，ALT活性ともに上昇する．しかし，その病態によってASTとALTの上昇度に差異が見られる.
  急性肝炎，慢性肝炎（活動期），薬剤性肝炎，過栄養性肝炎 ： AST ＜ ALT
  肝硬変，胆管閉塞性肝炎，アルコール性肝炎 ： AST ＞ ALT
  * AST：aspartate aminotransferase，アスパラギン酸アミノトランスフェラーゼ
  * ALT：alanine aminotransferase，アラニンアミノトランスフェラーゼ

2）乳酸デヒドロゲナーゼ（lactate dehydrogenase, LD）

- LD は解糖系の最終段階で，ピルビン酸 ⟺ 乳酸の反応を触媒する酵素で全組織細胞内に含まれている．そのため，各種の疾患ではすべて上昇する可能性がある．
- LD には図 4.2 に示すように 5 種のアイソザイムが存在する．
- 心筋，骨格筋，肝臓，赤血球などの組織によってアイソザイム分布比が異なる．この分布比の違いを利用して，LD 活性値とアイソザイム分析を行うことによって，障害されている組織の推定が可能．

$LD_{1,2}$ ↑
　心筋梗塞,
　悪性貧血,
　溶血性貧血,
　進行性筋ジス
　トロフィ（赤筋）

$LD_{2,3}$ ↑
　白血病, がん,
　肺梗塞

$LD_{3,4,5}$ ↑
　転移がん

LD_5 ↑
　肝炎, 進行性筋ジス
　トロフィ（白筋）

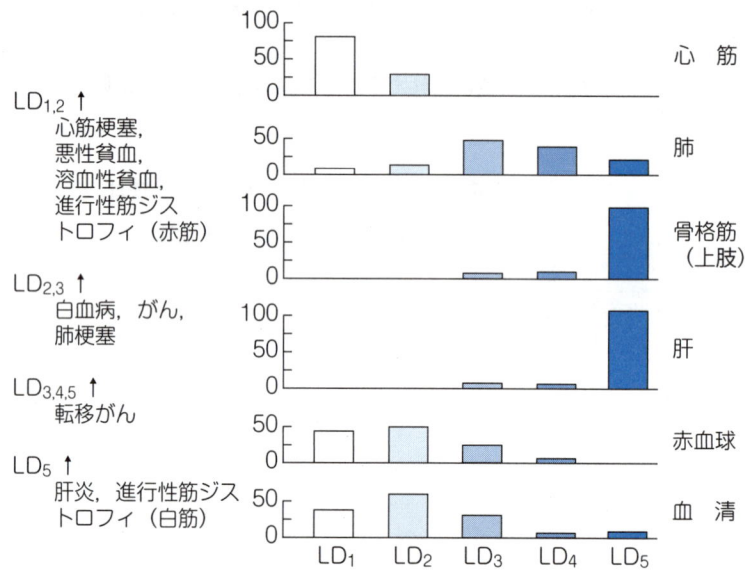

図4.2　各組織の LD アイソザイム分布比

（薬学領域における臨床医学, p.19, 図1.16, 廣川書店）

3）アルカリホスファターゼ（alkaline phosphatase, ALP）

本酵素は pH 10.5 付近に至適 pH をもつ膜結合酵素である．

- 肝臓，骨，小腸，胎盤などの活性が高くアイソザイムである．
- 肝疾患で上昇：閉塞性肝炎，ウィルス性肝炎，アルコール性肝炎，薬剤性肝炎など．
- 骨疾患で上昇：副甲状腺機能亢進症，くる病，骨軟化症，骨折など
- ALP 活性値は年齢によって基準値が著しく異なる．

＊女子では 13〜14 歳，男子では 16〜17 歳頃までは成人の約 2 倍の基準値であるが，それ以後では成人の基準値内となる．異常値か否かは年齢を考慮すること．

4）クレアチンキナーゼ（creatine kinase, CK）

クレアチン + ATP ⇌ クレアチンリン酸 + ADP の反応を触媒し，心筋，骨格筋において特に高い活性を示す（図 3.6 参照）．

- M 型サブユニットおよび B 型サブユニットからなる 2 量体で，3 種のアイソザイム（MM,

MB および BB 型）がある．
- 骨格筋には MM 型のみ，心筋には MM 型 80％，MB 型 20％，脳には BB 型が存在する．
- 心筋梗塞時には CK 活性および MB 型 CK アイソザイムの検査が必須．
    ＊総 CK 活性は健常者でも激しい運動後，筋肉注射などでも上昇することがある．
    ＊M：Muscle の M，B：Brain の B を意味する．

5) コリンエステラーゼ（choline esterase，CHE）

肝臓で生合成され，血中に分泌．肝臓障害時には生合成量が低下するために基準値より低下する．
    ＊慢性肝炎，肝硬変では低下する．
    ＊有機リン中毒時には低下する．
- ネフローゼ症候群では上昇する．
- 麻酔剤投与時の呼吸麻痺を予防するために本酵素活性を測定する必要がある．

6) アミラーゼ（α-amylase，AMY）

血清には膵臓由来の AMY（p-AMY）と唾液腺由来（s-AMY）の 2 種類が存在する．
- p-AMY の分子量：54,000，s-AMY の分子量：62,000
- 急性膵炎および唾液腺炎で活性上昇．
    ＊急性膵炎発症時には急上昇し，1 日後にピークに達し，以後漸減し 2 日後には正常範囲内になる．しかし，尿中の活性は高値を続けるので，治療経過をみるためには，尿 AMY 活性測定が望ましい．
- AMY は分子量が小さいので，腎糸球体でろ過され正常尿中にもその活性が認められる．

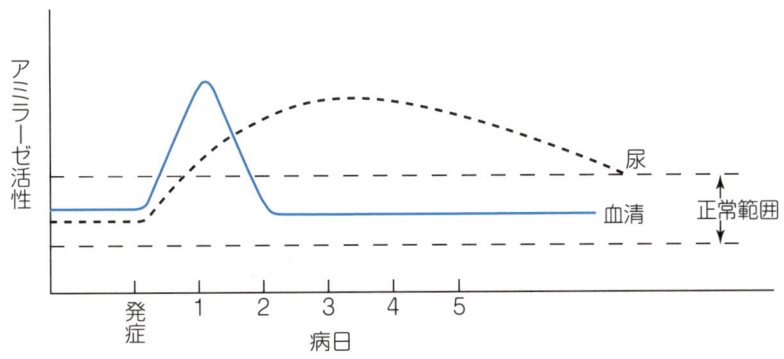

図 4.3　急性膵炎時の血清および尿中 AMY 活性の変動

（薬学領域における臨床医学，p.36，図1.24，廣川書店）

7) γ-グルタミルトランスフェラーゼ（γ-GT）

肝細胞のミクロソーム膜に結合している酵素で，薬物およびアルコール代謝，胆汁うっ滞の指標として臨床的意義が高い．
- 本酵素は肝特異性が高く，肝・胆道系疾患のスクリーニング検査，診断および経過観察に有用．

- 薬剤性肝障害の経過観察にもよい．
- 胆汁うっ滞時に上昇する ALP，ロイシンアミノペプチダーゼ（LAP）と共に胆道系酵素といわれる．
- アルコール常用者では高値となる．特にアルコール依存症の患者では必須の検査．
  ＊禁酒2〜3週後には約1/2程度まで低下する．
- 薬の副作用発現の判定にも ALT および AST と共に有用．

〈参考〉急性心筋梗塞の CK，AST，LD 活性の変動

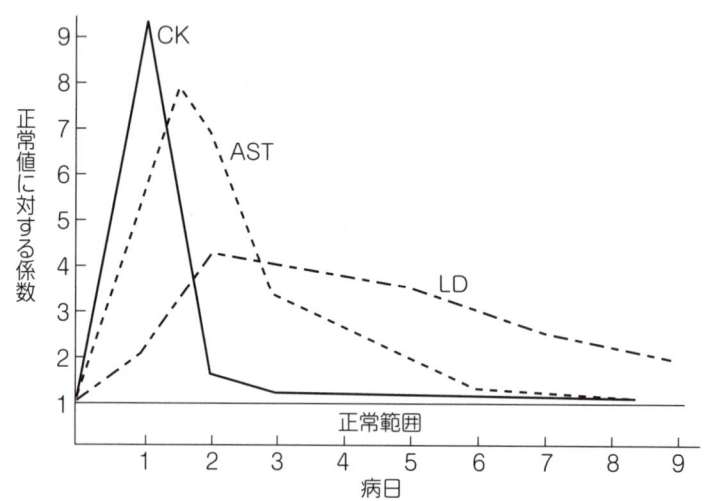

図4.4 急性心筋梗塞の CK，AST，LD 活性の変動の1例
（薬学領域における臨床医学，p.34，図1.22，廣川書店）

5 糖質の基礎と臨床

5.1 糖質の基礎

1）血糖の生理

　肝臓などは糖質のみではなく，中性脂肪やアミノ酸などもエネルギー源として利用しているが，脳は，グルコースのみを唯一のエネルギー源として血液から供給されている．したがって，血糖値が低下してくると，脳の活動が十分に行えなくなってしまう．

- 血糖値が基準値の下限（60 mg/dℓ）以下：発汗，頻脈，動悸，ふるえ，頭痛，眼のかすみなどの症状出現
- 血糖値 50 mg/dℓ 以下：意識の低下，異常行動，痙攣など

2）血糖値の調節のしくみ

① 血糖値上昇ホルモン
- グルカゴン：膵臓α細胞から分泌．ペプチドホルモン
　　　　　　　肝グリコーゲン分解促進，肝の糖新生反応促進，脂肪の分解促進

- アドレナリン：副腎髄質から分泌．カテコールアミンの1つ．
  　　　　　　　肝グリコーゲンおよび筋肉グリコーゲンの分解促進，糖新生反応促進，末梢血管収縮させ上昇
  ＊筋肉内のグリコーゲンを分解し血糖値を上昇させる．
- コルチゾール：副腎皮質から分泌．ステロイドホルモン
  　　　　　　　肝の糖新生反応を促進，肝以外の組織へのグルコース取り込みを抑制．

② 血糖値低下ホルモン
- インスリン：膵臓β細胞から分泌．分子量 5,800，タンパク質性ホルモン
  　　　　　　肝臓へのグルコースの取り込み促進，肝臓の解糖系反応を促進する．
  　　　　　　肝細胞内グルコースの放出抑制

表5.1 血糖値を調節するホルモンとその作用

ホルモン	血糖に対する影響	分泌腺	作用
グルカゴン	上昇	膵臓α細胞	肝グリコーゲン分解促進，肝の糖新生促進
アドレナリン	上昇	副腎髄質	肝グリコーゲン分解促進，筋グリコーゲン分解促進（筋収縮反応のみに使われる），末梢血管収縮による血圧上昇
コルチゾール	上昇	副腎皮質	肝の糖新生促進，肝以外への糖取り込みを抑制
インスリン	低下	膵臓β細胞	グリコーゲン生成促進，肝の糖分解促進，糖新生抑制

3) グルコースの主要な代謝経路

① 解糖系：細胞質内で反応は行われ，グルコースはピルビン酸または乳酸へと代謝される．
② グリコーゲンの生成と分解：余剰のグルコースは肝臓および筋肉内でグリコーゲンとして蓄積される．
③ クエン酸回路―電子伝達系：解糖系で生成されたピルビン酸はミトコンドリアに取り込まれてクエン酸回路で代謝され，脱水素反応および脱炭酸反応を受ける．水素は電子伝達系で酸化され，その際にATPを産生する．
④ ペントースリン酸経路：解糖系とリンクしており，NADPH[1]およびリボース[2]を生成する．
  [1] 脂肪酸の生合成，薬物代謝，脂肪酸・コレステロールの生合成に必要．
  [2] 核酸，ヌクレオチドの生合成に使われる．
⑤ 糖（グルコース）新生：アミノ酸，ピルビン酸，脂肪酸などからグルコースが新生される．
⑥ グルクロン酸の生成：グルコースから生成されたグルクロン酸は，体内で毒性をもつ物質と結合して水溶性となり，毒性を著しく低下させる（グルクロン酸抱合）．

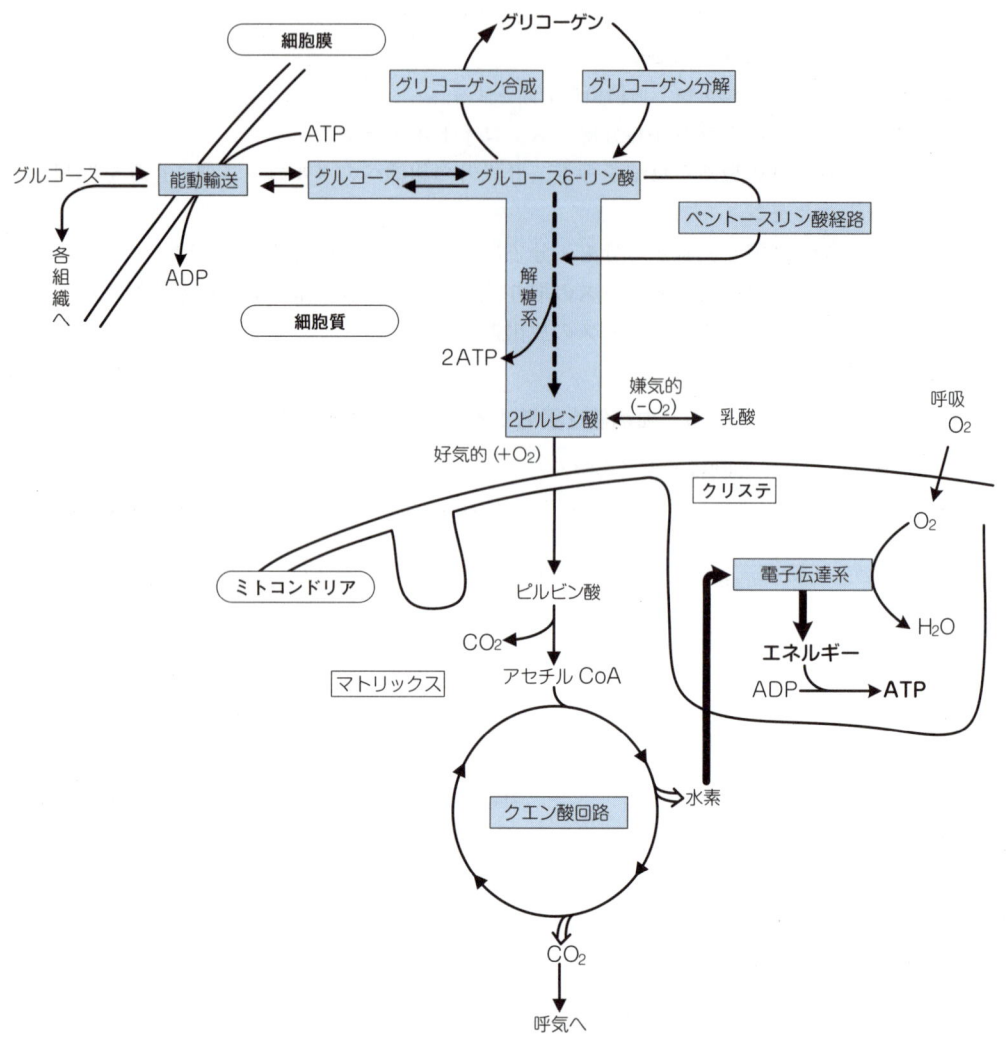

図5.1 グルコースの主要な代謝経路

5.2 糖質の臨床

食後の血糖値は，やや上限を越える程度に上昇するが，通常では直ちにインスリンが分泌され，基準値内に戻る仕組みが構築されている．血糖値を低下させる作用をもったホルモンはインスリンのみしかないため，その分泌になんらかの異常が生じると，高血糖状態となる．いわゆる糖尿病となる．

1) 日本の糖尿病の現状

・1997年から厚労省が糖尿病の実態を調査するようになった．その時の発表では，5年後の2002年（平成14年）には，糖尿病の予備群および糖尿病患者の総数は，1,620万人に達す

ると予測した．
- 2007年（平成18年）の実態調査では，予備群および有病者群合わせて，1,870万人となった．
- 40歳以上の成人では，3人に1人が予備群，有病者群であることが明らかとなった．

2）世界の現状

2007年の世界の糖尿病患者数は2億4,610万人から2025年には推定約4億人に達すると予想されている．最近では，南・中央アメリカ，アフリカ，東南アジアなどの発展途上国では2025年までに約2倍に増加するといわれている．

国連は，世界糖尿病連合（現在約150か国参加）が要請してきた「糖尿病の世界的脅威を認知する」という決議を採択した．同時に，11月14日を「世界糖尿病デー」と指定した．
　＊11月14日はインスリンを発見したフレデリック・バンティング博士の誕生日
　＊世界糖尿病デーのシンボルマークは青色のリングと定められた．
　　　青色：空，国連を意味　　　リング：世界の団結

3）糖尿病発症のリスク

　　　加齢
　　　過食・肥満　　　　　　　耐糖能異常　　　　　　　　　　高血圧
　　　運動不足　　⇒⇒⇒　脂質異常　⇒⇒⇒　動脈硬化　⇒　虚血性心疾患[*1]
　　　ストレス　　　　　　　　血圧異常　　　　　　　　　　　脳卒中[*2]
　　　飲酒
　　　遺伝要因（1親等）

[*1] 狭心症，心筋梗塞
[*2] 脳血管障害により，急激に意識障害，神経症状が出現する病態．脳出血，脳梗塞，クモ膜下出血など

6 血清脂質の基礎と臨床

6.1 血清脂質の基礎

1）脂質の種類

① 中性脂肪

■：脂肪酸部
■：グリセロール部

　グリセロール1分子に脂肪酸3分子がエステル結合したもの．体内では血清中や脂肪組織に蓄えられ，エネルギー源として重要である．

② コレステロール

　コレステロールは特異な環状構造（ステロイド核）をもち，**ステロイドホルモン**（性ホルモン，副腎皮質ホルモンなど）や**胆汁酸**などのほか，**細胞膜**，**神経組織**などに含まれ，生理学的に重要な役割をもつ．

　血清中には130～220 mg/dℓ含まれ，エステル型コレステロール約70％，遊離型約30％の比率となっている．

ステロイドの基本構造

③ リン脂質

　リン脂質は構造内に親水性部と疎水性部の両極性を有している．**生体膜の基本的な二重膜構造**を形成している．エネルギー源にはならない．

疎水性部 ── ■：脂肪酸部

親水性部
- ■：グリセロール部
- P：リン酸
- N化合物：コリン，エタノールアミン，セリン

④ 遊離脂肪酸（free fatty acid, FFA）
　・血清中では他の脂質と異なり，アルブミンと結合している．
　・代謝回転が非常に速い脂質である．
　・末梢脂肪組織から血中に放出されているが，肝臓および心臓によく取り込まれる．
　・血清中の濃度はオレイン酸量に換算すると 8〜14 mg/dℓ 含まれている．
　・最も多いのはオレイン酸約43%，ついでパルミチン酸約26%．
　・インスリンは脂肪組織からの遊離脂肪酸の血中への放出を抑制 ─→ 食後低下

2) 中性脂肪の消化・吸収・運搬

・食事由来の中性脂肪（外因性中性脂肪）は小腸内で胆汁中の胆汁酸により乳化され，膵リパーゼによりモノグリセロール（またはグリセロール）および脂肪酸に加水分解され，小腸上皮細胞に取り込まれた後，中性脂肪に再合成される．

・生成された中性脂肪は，コレステロールエステル，アポリポタンパク質（B-48）などと結合 ─→ キロミクロン生成 ─→ リンパ管に吸収 ─→ 胸管 ─→ 左鎖骨下静脈 ─→ 全身へ

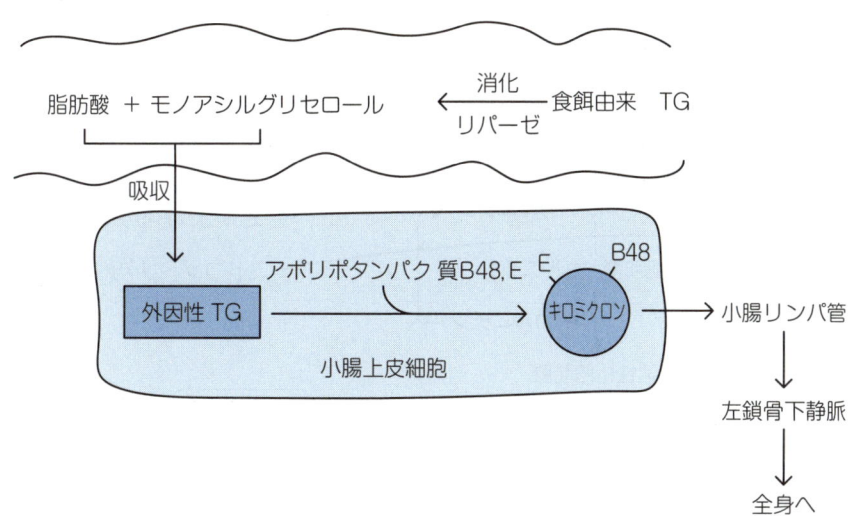

図6.1　中性脂肪の消化・吸収過程

3) 脂質の役割

① 中性脂肪
　・血中の中性脂肪は，グリセロール1分子に3分子の脂肪酸がエステル結合．
　・その由来は食事から供給された中性脂肪（外因性中性脂肪）と肝臓で合成された中性脂肪（内因性中性脂肪）である．
　・外因性および内因性中性脂肪は，リポタンパクリパーゼによりグリセロールおよび3分子の脂肪酸に加水分解される．
　・生成された脂肪酸はアセチルCoAおよびATPにより活性化脂肪酸となる．

- 活性化脂肪酸はミトコンドリア膜内にあるカルニチンによりミトコンドリアに取り込まれる．
- β-酸化によりアセチルCoAに分解される．その過程でNADHが生成され，電子伝達系により酸化され多くのATPが産生される．
- アセチルCoAはクエン酸回路により代謝されATPが産生される．
- 炭素数16の飽和脂肪酸であるパルミチン酸1分子からエネルギー量としてはATP 106分子に相当するエネルギーが産生されている．

*β-酸化：パルミチン酸（C数16）やステアリン酸（C数18）などの飽和脂肪酸は細胞質でアセチルCoAとATPおよびアシルCoA合成酵素により活性化脂肪酸がつくられる．この物質はミトコンドリア膜内に存在するカルニチンにより，ミトコンドリア内に移送され，β-酸化の反応が開始される．1回のβ-酸化反応により，末端（カルボキシル基側）の炭素鎖から炭素数2つずつ酸化分解されて，アセチルCoA 1（C数2）分子とNADHおよびFAD$_2$各1分子が生成される．

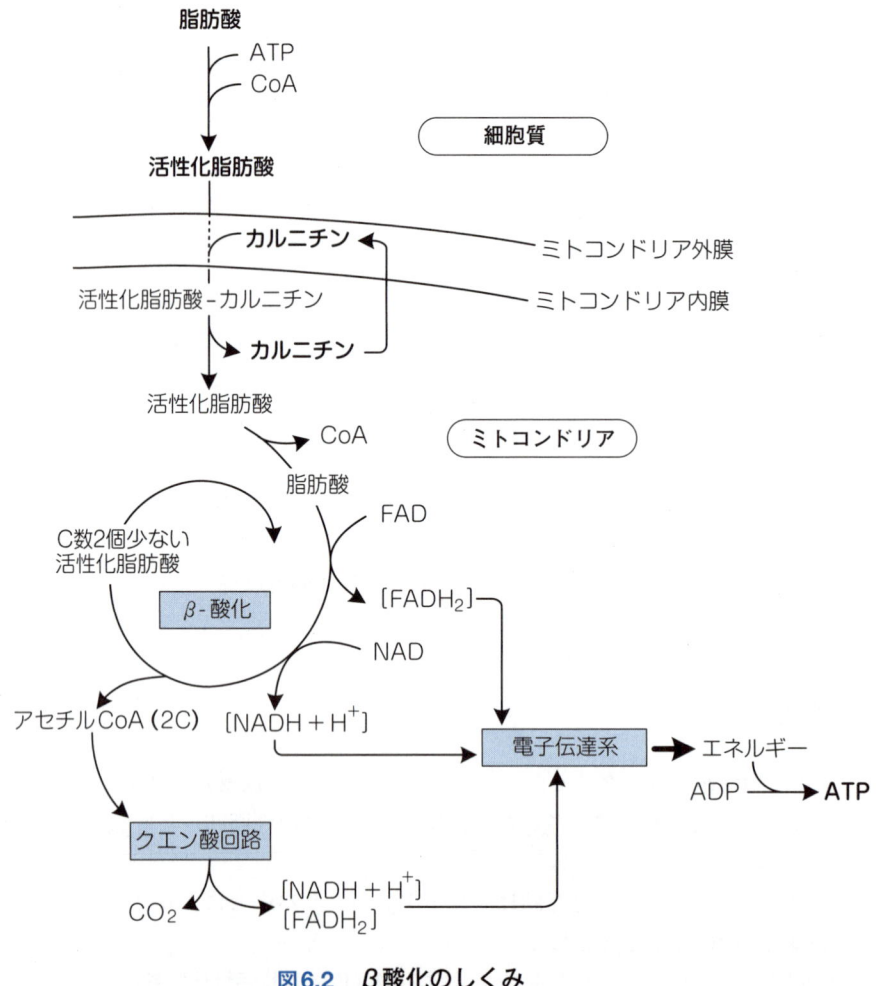

図6.2　β酸化のしくみ

パルミチン酸は炭素数 16 なので，β-酸化は計 7 回行われ，アセチル CoA，NADH および FAD₂ が各々 8 分子ずつ生成されたことになる．

アセチル CoA はクエン酸回路へ，NADH および FAD2 は電子伝達系で ATP が産生される．パルミチン酸 1 分子から生成される ATP は収支 106 分子となる．

② コレステロール
- コレステロールは特異な環状構造（ステロイド核）を有し，**生体膜の構成成分**であり，また**副腎皮質ホルモン**＊¹，**性ホルモン**＊²，**胆汁酸**＊³ の素材として重要である．

＊¹ 副腎皮質ホルモン：副腎皮質からは 3 種類のステロイドホルモンが分泌される．
　ⅰ）糖質コルチコイド：コルチゾール，コルチゾンがあり，糖新生反応を促進．
　ⅱ）鉱質コルチコイド：アルドステロンがあり，体内の Na イオン，K イオン濃度を調節する．
　ⅲ）デヒドロエピアンドロステロン：男性ホルモン作用を有する．

＊² 性ホルモン：男性ホルモン（テストステロンなど）および女性ホルモン（エストロゲンおよびプロゲステロンがある．

＊³ 胆汁酸：肝臓でコール酸，ケノデオキシコール酸が生成．胆管を通して十二指腸へ分泌され，食事中の**脂質を乳化しリパーゼ作用を受けやすくして消化吸収を促進**．

③ リン脂質
- 親水性部および疎水性部の両極性（親水性，疎水性）を有している．
- 生体膜（細胞膜，ミトコンドリア膜，小胞体膜，ゴルジ体など）を形成
- エネルギー源とはならない．

④ 遊離脂肪酸
- 血清中ではアルブミンと結合して運搬されている．
- 末梢組織のエネルギー源として利用．
- 代謝速度は非常に速く，生物学的半減期は 1 ～ 2 分といわれる．

4）リポタンパク質の役割

　脂質は本来水には不溶性であるが，水が約 80% を占めている血清には透明に溶解している．これは各脂質成分がタンパク質と結合して，リポタンパク質を形成しているからである．リポタンパク質の基本構造は下図に示すように，**疎水性の高い中性脂肪やコレステロールエステルは中**

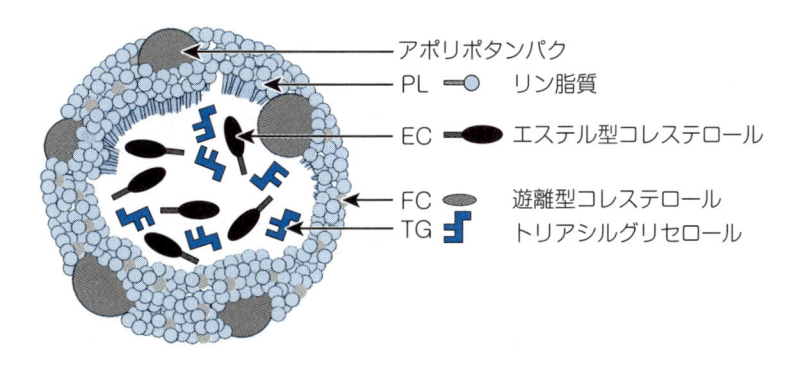

図6.3　リポタンパク質の構造

心部に，そのまわりに両極性を有するリン脂質が配置されている．疎水性部が中心に向き，親水性部が外側に向き，さらにタンパク質が結合してリポタンパク質の表面は水に親和性を示すようになっている．

① 超低比重リポタンパク質（very low density lipoprotein，VLDL）
　・肝臓で生合成された中性脂肪（内因性中性脂肪）を各組織へ運搬する．
　・血管内皮細胞膜表面に結合しているリポタンパクリパーゼによりVLDL中の中性脂肪がグリセロールと脂肪酸に加水分解され，中間比重リポタンパク質（IDL）となる．脂肪酸は組織に取り込まれエネルギー源として利用される．

② 中間比重リポタンパク質（intermediate density lipoprotein，IDL）
　・IDL中の中性脂肪はさらにLPLにより中性脂肪が分解され，LDLとなる
　・アポリポタンパク質B100を含有する．

③ 低比重リポタンパク質（low density lipoprotein，LDL）
　・LDLはコレステロールを多く含み，末梢組織へコレステロールを運搬する
　・アポリポタンパク質B100を含有する．
　・動脈硬化の原因となるので，悪玉コレステロールといわれる．

④ 高比重リポタンパク質（high density lipoprotein，HDL）
　・肝臓および小腸で幼若型HDL（扁平状）が生合成され血中に分泌される．
　・LCAT*1およびレシチン*2と共に組織の遊離型コレステロールをエステル化して引き抜き，幼若型HDL内に蓄え成熟型HDL（球形）となる．
　・アポリポタンパク質Aを含む．
　・成熟型HDLは肝臓に取り込まれ，含まれるコレステロールの多くは胆汁酸へと代謝される．
　・善玉コレステロールといわれる．

*1 LCAT：レシチン・コレステロール・アシルトランスフェラーゼの略で，血清中で遊離型コレステロールをエステル化する反応を触媒する．

*2 レシチン：血清中のリン脂質の1つで，総リン脂質の約60%を占める．

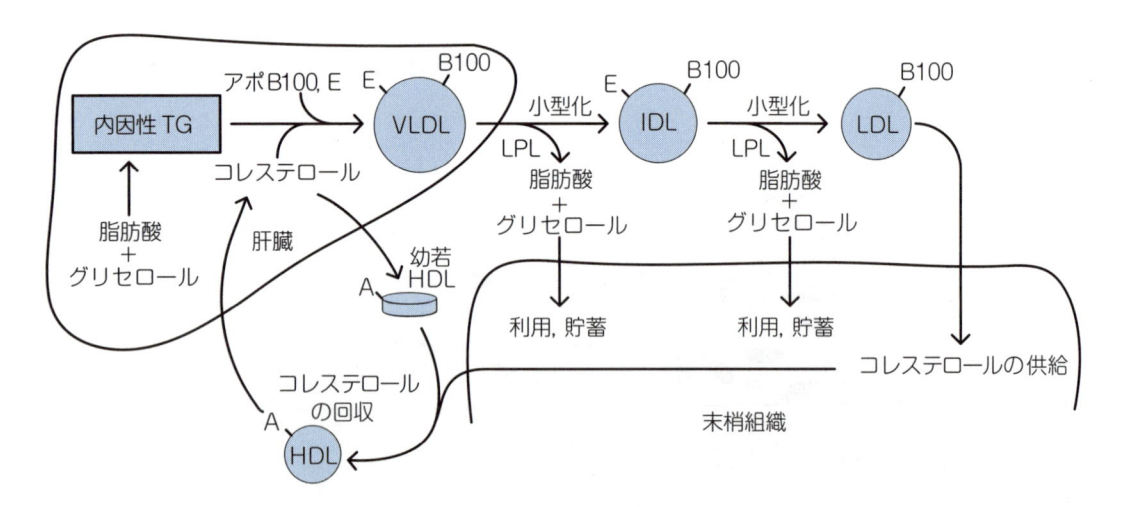

図6.4　VLDL，LDL，HDLの代謝図

表6.1 リポタンパク質の組成（コピーの表）

リポタンパクの質の種類		キロミクロン	VLDL	IDL	LDL	HDL	Lp (a)
物理・化学的物質	密度（g/mℓ）	< 0.95	0.95～1.006	1.006～1.019	1.019～1.063	1.063～1.21	1.05～1.12
	トリグリセリド (%)	85	55	38	10	4	5
	コレステロール (%)	8	19	34	47	20	45
	リン脂質 (%)	5	17	17	22	26	19
	アポリポタンパク質 (%)	2	9	11	21	50	31
機能		食物からの中性脂肪を運搬する.	肝臓で合成された中性脂肪を運搬する.	LDLに代謝される過程で生じる.	血液中のコレステロール主要運搬体である.	各種組織細胞膜のコレステロールを引き抜いて肝臓へ運ぶ.	組織修復作用に関与？
起源		小腸	肝臓	VLDL代謝産物	IDLの代謝産物	肝臓と小腸	肝

⑤ キロミクロン

・空腹時の血中には存在しない.
・食後，血清に出現しはじめ，約5時間後にピークに達し，8～10時間後に消失する.
・食事由来の中性脂肪（外因性中性脂肪）を，肝臓および末梢組織に運搬する.

6.2 血清脂質の臨床

血清中のLDL-コレステロール，中性脂肪が基準値を超えて高値またはHDL-コレステロールが基準値より低値を続ける場合，かつては高脂血症といわれてきた．しかし，その語句から誤解を招くことになるので，近年「脂質異常症」という名称に変更された．その代表的な病態として動脈硬化症があげられる．

1）動脈硬化症

動脈壁のコレステロール沈着による弾性の低下，機能低下をきたす動脈病変をいう．動脈硬化には粥状硬化，中膜硬化，細動脈硬化の3型に分類され，下記のような要因がある．

脂質異常症，糖尿病，高血圧
喫煙，糖質・脂質の過剰摂取，過剰な飲酒，運動不足，ストレス，加齢

↓

血栓の形成促進
脂質沈着
血管内皮障害
血液凝固促進

粥状硬化により動脈内腔が狭窄され，血流の障害が生じると臓器の虚血性障害を引き起こす．心臓の冠動脈の硬化，狭窄による狭心症，心筋梗塞となる．脳動脈では脳梗塞，脳出血などの原

因，下肢動脈の狭窄による血栓，下肢の壊疽などの原因となっている．
　治療には，高血圧の降下，血清コレステロール値を薬物により低下させたり，狭窄部を物理的に押し広げたりすることが行われたりしている．

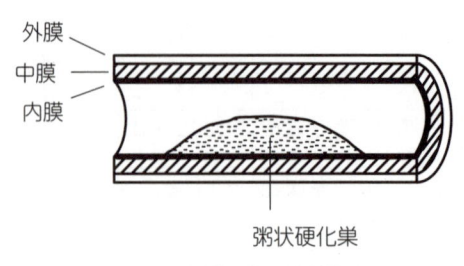

図6.5　動脈硬化の形態図

7 血清無機質の基礎と臨床

7.1　血清無機イオンの基礎

1) Na イオン

　生体内 Na イオンは体重 1 kg 当たり約 55 mmol であり，その 90% は細胞外液中に存在し，その約 11% は血漿中に存在．体液量の維持と細胞外液の浸透圧を調整している．
- 体液バランスの異常を判定する上の基本的な情報である．
- 主として体液の喪失・過剰や浸透圧異常などが想定される場合にその測定は不可欠である．

2) K イオン

　生体内 K は体重 1 kg あたり 44 〜 55 mmol 含まれ，その 90% 以上が細胞内液中に存在し，陽イオンの大部分を占めている．
- 血液中では血球内に大部分が含まれ，浸透圧の調整，酸・塩基平衡の維持に関与している．
- 血清 K イオン濃度は約 4 mmol/ℓ である．
- K イオンは細胞内酵素活性に必須なイオンの1つであり，神経，筋肉の興奮性の維持に関与．特に心筋の活動に重要（心電図異常）．
- 血清 K イオンの 1 mmol/ℓ の変化は，体全体では 200 mmol の変化に相当する．
- 血清 K イオン濃度は，いろいろのホルモンの調節を受け，細胞内液中より外液への移動，腎でのろ過・再吸収機能に基づいて変動する．

3) Cl イオン

- 生体内 Cl イオンは，体重 1 kg あたり 30 〜 40 mmol であり，その 90% が細胞外液に存在し，血清陰イオンの 70% を占める．
- Na 塩として水分平衡，浸透圧の調節，酸・塩基平衡の維持，胃液中の塩酸の生成に関与．
- 血清陰イオンの 70% を占め，HCO_3^- とともに細胞外液の主要な陰イオンである．

- HCO_3^- が増加すると Cl イオンは減少，反対に HCO_3^- が低下すると Cl イオンは増加する．

4) Ca イオン
- 血中の Ca イオンの約 50% は血清中のアルブミンと結合し，約 45% はイオン型，5% はリン酸塩・クエン酸塩型としてとして存在．生理的にはイオン型が重要．
- 血清 Ca イオン濃度調節因子
    ビタミン D：腸管からの吸収促進，腎尿細管からの再吸収の促進 ⇒ 血清 Ca イオン濃度↑
    副甲状腺ホルモン：骨からの Ca イオンの放出（骨吸収）⇒ 血清 Ca イオン濃度↑
    カルシトニン：骨からの Ca イオンの放出を抑制 ⇒ 血清 Ca イオン濃度低下↓

5) リン酸イオン
- 生体内で各種の糖のリン酸エステルとして糖代謝に，高エネルギーリン酸化合物（ATP，クレアチンリン酸）としてエネルギー代謝に関与．
- 核酸，リン脂質，タンパク，ヌクレオチドなどの構成成分．
- ビタミン D：腸管からの吸収を促進 ⇒ 血清リン酸濃度↑
- 副甲状腺ホルモン・カルシトニン：ともに尿細管からのリン酸イオンの再吸収抑制
    ⇒ 血清リン酸濃度↓

6) 鉄イオン
- 体内鉄の総量は約 4,000 mg 程度．その 2/3 はヘモグロビン，1/3 はフェリチンとして肝臓，脾臓，骨髄に貯蔵されている．る．
- 血清中の鉄イオンはすべてトランスフェリン（Tf）に結合している．
- 各種の貧血の検査として重要である．血清の基準値には性差がある．
- 総鉄結合能（TIBC）：血清の総 Tf に結合できる鉄の総量．
- 不飽和鉄結合能（UIBC）：不飽和鉄（アポ Tf 量，鉄未結合の Tf）の量
    ＊フェリチン：Fe^{3+} が結合した可溶性の鉄貯蔵タンパクで，約 500 mg の鉄を貯蔵し，Tf との間で鉄の交換を行い，血清鉄濃度を維持．肝臓・脾臓・骨髄の細胞に多く分布．

7) 銅（Cu^{2+}）イオン
- 生体内銅は成人では 75 ～ 150 mg で，その約 50% が骨，筋肉に，約 8 ～ 10% が肝臓に存在する．血液中では約 40% が赤血球中にあり，銅酵素であるスーパーオキサイドディスムターゼ（SOD）などの構成成分である．残りの約 60% が血清に含まれる．
- 血清の銅イオンはその 95% はセルロプラスミン（Cp）に含まれ，5% がアルブミンと結合．
- 先天的銅代謝異常症としてウィルソン病，メンケス病がある．
    ウィルソン病：肝障害，溶血や神経症状をともなって発症する．角膜に銅を含む色素輪（茶，緑，黄など）がみられる．血清セルロプラスミン（Cp）の低値，尿中銅排泄量の増加がみられ，体内に銅が異常沈着する．
    メンケス病：銅の腸管からの吸収障害および生体内における銅の膜転送障害が起こる先天性銅代謝異常症である．伴性遺伝で，男児に発生．毛髪がよじり毛であることから，Kinky hair disease ともいわれる．乳幼児期までに死亡することが多い．

8）亜鉛（Zn^{2+}）イオン

- 生体内には約 2 〜 3 g 存在する．血液中には約 13 mg 含まれ，そのうち約 40％ はアルブミンと結合し，20 〜 40％ は$α_2$マクログロブリンと結合している．アルカリホスファターゼ，DNA ポリメラーゼ，RNA ポリメラーゼなど 100 種以上の酵素に含まれ，正常な生命維持に不可欠な微量元素の 1 つである．
- 特に発生・成長，組織の修復，骨の維持，生殖・感覚（味覚，嗅覚）・食欲・免疫機能などは亜鉛に依存して維持されている．
- 亜鉛欠乏を検出することは疾患の治療に結びつく重要な情報の 1 つである．

7.2 血清無機イオンの臨床

1）Na イオン

- 低 Na イオン血症
　臨床症状：倦怠，悪心，精神異常，けいれん
- 高ナトリウム血症：水分不足（尿崩症，下痢），食塩の過剰，副腎皮質亢進症，尿細管からの Na の再吸収の増加（ステロイド剤長期投与）
　臨床症状：頭痛，悪心，嘔吐，筋力低下，けいれん，意識障害
基準値：135 〜 145 mEq/ℓ

2）K イオン

- 低 K イオン血症（< 3.5 mEq/ℓ）：K の摂取不足（飢餓，栄養不良，胃腸障害，K の過度の喪失（嘔吐，下痢，利尿剤の長期服用），副腎皮質機能亢進
　臨床症状：脱力感，悪心，嘔吐，筋肉麻痺，心電図異常
- 高 K イオン血症（> 5.0 mEq/ℓ）：弛緩性麻痺，四肢の知覚異常，不整脈，心電図異常
基準値：3.5 〜 5.0 mEq/ℓ

3）Cl イオン

- 低 Cl 血症：水分の過剰輸液，嘔吐，長期の利尿剤投与，腎不全
- 高 Cl 血症：脱水症，クロール剤過剰投与，過呼吸
基準値：98 〜 108 mEq/ℓ

4）Ca イオン，リン酸イオン

表7.1　Ca イオン・リン酸代謝に及ぼすホルモン，ビタミン D

	ビタミン D	副甲状腺ホルモン	カルシトニン
小腸からの Ca，P の吸収	↑	-	-
尿細管からの Ca の再吸収	↑	↑	-
尿細管からの P の再吸収	↑	↓（排泄促進）	↓（排泄促進）
骨からの Ca，P の放出	↑	↑	↓
血清 Ca 濃度	↑	↑	↓
血清 P 濃度	↑	↓	↓

表7.2 血清Caイオン濃度，リン酸イオン濃度と疾患

	高Caイオン	低Caイオン
高P	ビタミンD過剰，多発性骨髄腫，急性骨萎縮	副甲状腺機能低下，尿毒症，腎炎末期
正常P	高タンパク血症	低タンパク血症，ネフローゼ，急性膵炎
低P	副甲状腺機能亢進症	クル病，骨軟化症，ビタミンD欠乏症

Caの基準値：4.5〜5.5 mEq/ℓ（9.0〜11.0 mg/dℓ）
無機リンの基準値：2.7〜4.5 mg/dℓ

5）鉄イオン

鉄基準値：男 60〜200 μg/dℓ　　総鉄結合能：男 250〜380 μg/dℓ
　　　　　女 50〜160 μg/dℓ　　　　　　　　　女 250〜450 μg/dℓ

6）銅イオン

基準値：71〜132 μg/dℓ

7）亜鉛イオンの基準値

臨床的意義：十二指腸を中心とした上部消化管で吸収される．摂取量の低下，慢性的な下痢による吸収障害などによって欠乏症があらわれる．したがって，亜鉛欠乏は，血清中濃度だけでなく，尿中排泄量などを合わせて判断する必要のある場合が多い．亜鉛欠乏の症状としては，味覚・嗅覚障害，食欲低下，皮膚炎，脱毛症，創傷治癒の遅延，気力・活力低下などがあげられる．

基準値：血清　66〜118 μg/dℓ　　尿中　300〜700 μg/日

8 血清ビリルビン代謝

8.1 ビリルビンの基礎

- 赤血球の平均寿命は約120日．壊れた赤血球内のヘモグロビンの分子量は64,500．腎糸球体を通過できるかできないかの微妙な分子量である．
- ヘモグロビンのヘム部には鉄イオンが配位結合している．
- 血清中にはハプトグロビン（分子量約100,000）が存在し，直ちにヘモグロビンと結合し，高分子となり，ヘモグロビン鉄が腎から失われることを防いでいる．
- この複合体は脾臓，肝臓，骨髄の細網内皮系に取り込まれ，グロビンは分解されてアミノ酸に，ヘム部は図7.1の経路で示すようにビリルビンへと代謝される．

＊細網内皮系：古くなった赤血球，細胞，病原菌などを貪食・消化する防御組織の総称．
＊遊離型ビリルビン：間接型ビリルビンともいわれ，H_2Oに不溶．細網内皮系から血中に放出された間接型ビリルビンは，アルブミンと結合して運搬されているため尿中には排出されない．

* **抱合型ビリルビン**：直接型ビリルビンともいわれる．遊離型ビリルビンは肝細胞に取り込まれ，グルクロニルトランスフェラーゼによりグルクロン酸抱合を受け，直接型ビリルビンになる．直接型ビリルビンは水溶性が高く，またアルブミンとは結合しないので，血中濃度が高まると尿中に排泄される（図 8.2 参照）．

* **ウロビリノーゲン**：肝臓で生成された胆汁は胆嚢で濃縮されて小腸内に分泌される．胆汁内の直接型ビリルビンは腸内細菌により還元され，無色のウロビリノーゲンになり，大部分（約 80%）は糞便中に排泄される．一部（約 20%）は小腸下部より吸収され門脈を経て肝臓に戻るが，再度小腸へと排出される（腸肝循環）．一部は大

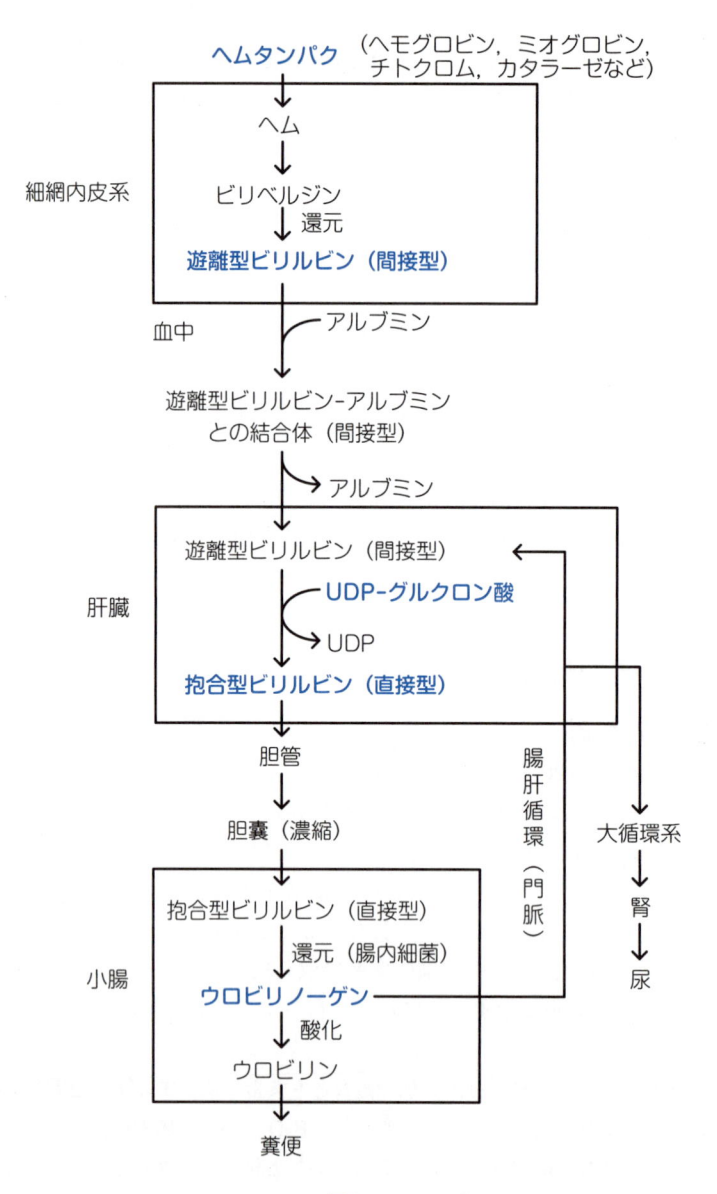

```
                ヘムタンパク （ヘモグロビン，ミオグロビン，
                              チトクロム，カタラーゼなど）
                     ↓
                     ヘム
                     ↓
細網内皮系         ビリベルジン
                     ↓還元
                遊離型ビリルビン（間接型）

血中              ↓ アルブミン
            遊離型ビリルビン-アルブミン
                との結合体（間接型）
                     ↘ アルブミン
                遊離型ビリルビン（間接型） ←──┐
                     ↓ UDP-グルクロン酸        │
肝臓                 ↓ UDP                     │
                抱合型ビリルビン（直接型）     │
                     ↓ 胆管                    │腸
                胆嚢（濃縮）                   │肝    大
                     ↓                         │循    循
                抱合型ビリルビン（直接型）     │環    環
                     ↓ 還元（腸内細菌）        │（    系
小腸            ウロビリノーゲン ──────────────┘門    ↓
                     ↓ 酸化                     脈）  腎
                ウロビリン                             ↓
                     ↓                                 尿
                   糞便
```

図 8.1

循環系に入り，腎から尿へ排泄されるので，正常尿にはウロビリノーゲンは検出されなければならない．しかし，胆管の完全閉塞時には陰性となる．

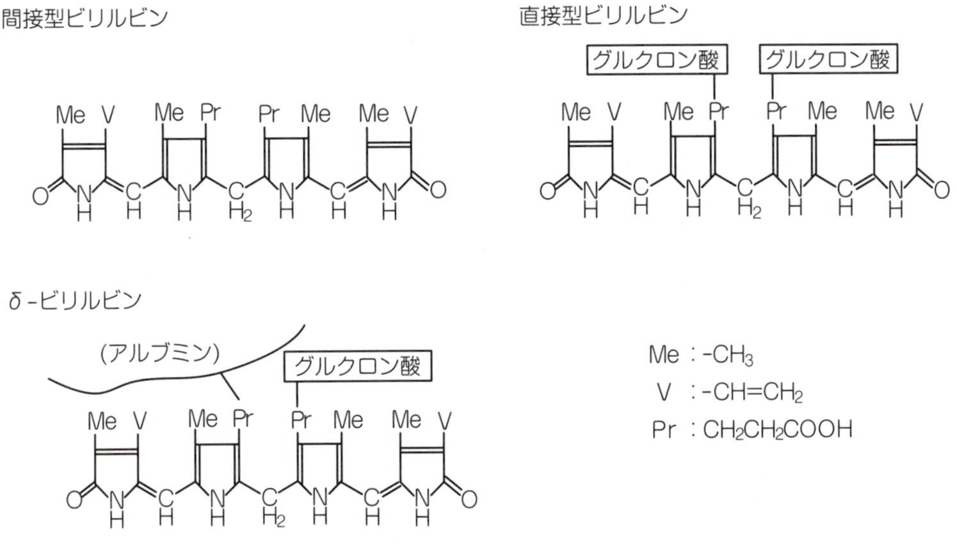

図8.2　ビリルビンの構造

Me : $-CH_3$
V : $-CH=CH_2$
Pr : CH_2CH_2COOH

8.2　ビリルビンの臨床

- 溶血性疾患では間接型ビリルビンが増加するが，直接型は増加しない．
- 胆管閉塞を伴う疾患では直接型ビリルビンのみの増加が特徴．
- 肝疾患では直接型ビリルビンの著増，間接型のわずかな増加が特徴である（図8.3）．
- クリグラー・ナジャー症候群はグルクロニルトランスフェラーゼの遺伝子異常による欠損症で，間接型ビリルビンのみが増加．
- デュビン・ジョンソン症候群は肝内に直接型ビリルビンがうっ滞する．
- 生後まもない新生児はグルクロニルトランスフェラーゼ活性が非常に低いため間接型のみが増加．
- 新生児の高度の黄疸は核黄疸（脳障害）を引き起こすので厳重な注意が必要である．

基準値　総ビリルビン　0.2～1.0 mg/dℓ　　直接型ビリルビン　0.1～0.5 mg/dℓ

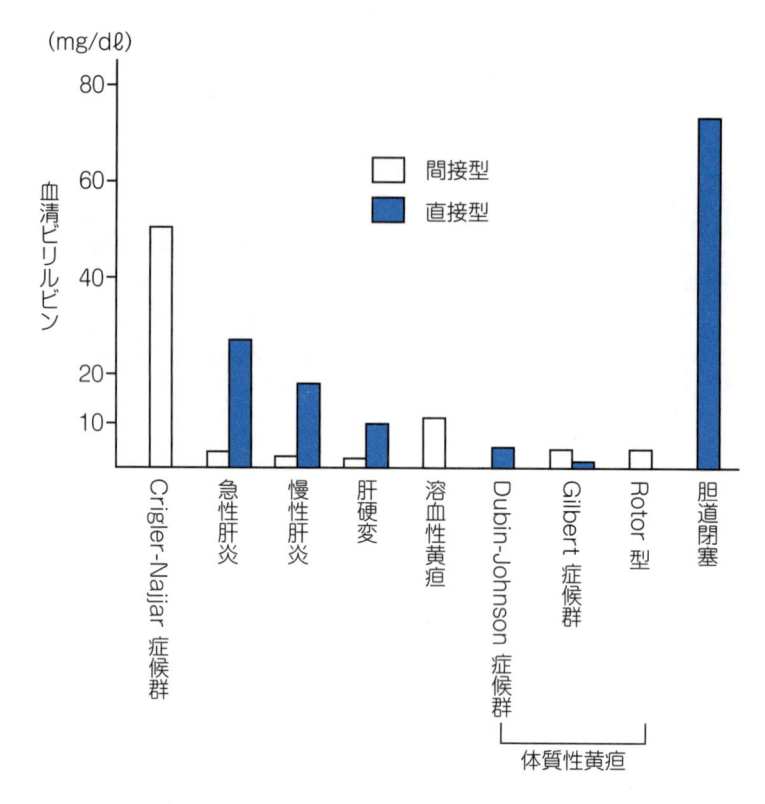

図8.3　各疾患のビリルビン値
(薬学領域における臨床医学, p.25, 廣川書店)

9 尿の基礎と臨床

9.1　一般性状

a) 尿量

健常人の1日尿量は1,000〜1,500 mℓである．2,000 mℓ以上を多尿，500 mℓ以下を乏尿，100 mℓ以下を無尿という．

b) 色調

通常，淡黄褐色である．この色調はウロクロム，ウロビリン，ポルフィリンなどに由来．食物，運動，発汗などによって変化．

c) 混濁度

排尿直後は透明．放置すると各種の塩が沈殿析出して，混濁することがある．特に，冷蔵保存時（4℃）には顕著である．アルカリ尿の場合には，排尿直後からリン酸塩または炭酸塩が析出する．酸性尿では，冷却するとレンガ色の尿酸塩が多量に沈殿する．

d) 尿臭気

健常者の新鮮尿は芳香を有する．糖尿病，飢餓時の尿はケトン体による特有の臭気がある．

e) pH

正常尿はpH 6.0位である．

f）比重

健常人の24時間尿の比重は，1.015内外であるが，1日の各時間では著しく変動し，その幅は1.005～1.030くらいである．

g）尿浸透圧

通常，500～800 mOsm/kgにある．

　＊尿試験紙法により検出されている尿成分：pH，タンパク質，ブドウ糖，潜血，ケトン体，ビリルビン，ウロビリノーゲン

9.2　尿中化学成分

a）尿素

尿素窒素排泄量は6.5～13.0 g/日．
動物性食品，体タンパク異化の亢進（熱性疾患，飢餓，がん，貧血など）で増加．

b）アンモニア

アンモニア-N排泄量は0.3～1.2（平均0.7）g．高タンパク食品摂取，肝疾患（尿素生成能減少による），急性熱性疾患，劇症肝炎，糖尿病性ケトアシドーシスで増加する．

c）クレアチニン

健常人では0.5～1.5 g/日．その増減は食物には関係なく，筋肉量と相関する．

　＊血清クレアチニン値より腎機能を推定する指標としてクレアチニンクリアランス（C_{cr}，単位 ml/min）がある．

Cockcroftの式：

$$クレアチニンクリアランス（ml/min）= \frac{（140 - 年齢）× 体重（kg）}{72 × 血清クレアチニン（mg/dl）}$$

d）クレアチン

成人男子尿中にはほとんど出現しない．成人女性尿中には間欠的に，12歳以下の小児尿中には常に少量（10～50 mg）排泄される．尿中クレアチンの測定は筋肉疾患（進行性筋ジストロフィー，多発性筋炎，横紋筋融解症など）のほか，甲状腺機能亢進症などで増加する．

e）Na，K，Cl

常食摂取時の尿中Na：70～250 mEq/日，K：25～100 mEq/日，Cl：70～250 mEq/日

f）Ca

健常人の1日尿中Ca排泄量：150～290 mg/日

g）無機リン

健常人の1日尿中無機リン排泄量：0.5～1 g/日

h）尿アミラーゼ

正常尿中には唾液型（S型）と膵型（P型）アミラーゼが存在し，S：P＝4：6（血中では6：4）である．
血中アミラーゼは膵炎発症後1～2日間しか高値を示さないが，尿中アミラーゼ活性は発作後約1週間高値を持続する．マクロアミラーゼ血症では血清アミラーゼ活性高値，尿アミラーゼ活性低値が特徴．

i）尿中NAG活性

近位尿細管障害の指標となる．随時尿1～4.2 U/l，NAG指数0.9～2.4 U/g・Cr

9.3 異常尿成分

a) タンパク質

健常人でも1日100 mgまでの排泄がみられ，過激な運動，精神的ストレス，熱い湯に入浴した後などでは一過性に増加することがある．

病的には，腎疾患（ネフローゼ症候群），高熱をきたす疾患などで出現．ベンスジョーンズタンパク，ヘモグロビン，ミオグロビン，FDPなどの特殊タンパク質がみられることがある．

起立性タンパク尿：起立時に出現し，静臥時には陰性となる．

腎性タンパク：① 糸球体性タンパク（主にアルブミン）
　　　　　　　② 尿細管性タンパク（分子量3～4万のタンパク（β_2ミクログロブリン，リゾチーム）

＊Bence Jonesタンパク：形質細胞で産生され，特異な熱凝固性（40℃で混濁，56℃で凝固，100℃で溶解）を示すタンパクで，免疫グロブリンL鎖の二重体である．**多発性骨髄腫，マクログロブリン血症患者の約60%の尿中に出現する．**

＊FDP：フィブリノゲン/フィブリンの分解産物．DICの迅速診断に用いられる．

＊DIC：播種性血管内凝固症候群

＊微量アルブミン：糖尿病性腎症では，30～300 mg/日のアルブミンが検出されるが，この濃度では試験紙法では検出できないので，別の方法により測定され，糖尿病性腎症の早期診断に利用されている．

＊ミオグロビン：横紋筋融解症患者の尿中に検出される．

b) 糖質

健常人尿中に微量に存在し，1日排泄量は40～85 mg程度．試験紙では検出不可．持続性糖尿は糖尿病，腎性糖尿で見られる．

c) ケトン体

健常人の尿中には，1日40～50 mg程度は排泄されるが，糖尿病，飢餓，摂食障害，消化吸収障害などで増加する．

d) ビリルビン

閉塞性黄疸，肝細胞性黄疸では直接型ビリルビンが血中に増加し，2.0～3.0 mg/dl以上になると尿中に排泄される．間接型が増加する場合は検出されない．

e) ウロビリン体

肝機能障害，体内ビリルビンの生成亢進（内出血，血管内溶血）腸内容停滞（頑固な便秘）などで増加する．臨床的に重要なのは異常な増加と陰性である．

f) フェニルピルビン酸

フェニルケトン尿症（フェニルアラニン水酸化酵素の欠損）患者尿中に検出される．

g) バニリルマンデル酸

褐色細胞腫や神経芽細胞腫（カテコールアミン産生腫瘍）の患者尿中に見られる．

h) ポルフィリン・ポルホビリノーゲン

ヘム合成の代謝中間物質であり，各型のポルフィリア，鉛中毒，各種の貧血などに見られる．

i) 血尿とヘモグロビン尿

血尿：腎・尿路の炎症（急性糸球体腎炎，IgA腎症，腎梗塞，腎盂腎炎，膀胱炎など）にみられる．

ヘモグロビン尿：発作性夜間ヘモグロビン尿，血管内での赤血球破壊による溶血
j）δ-アミノレブリン酸
鉛中毒患者の尿中δ-ALA は著しく増加し（10 mg/ℓ 以上），貧血症状を呈する．1990 年施行の労働安全衛生法に基づく鉛取扱い者検診項目の必須項目となった．

10 血液の基礎と臨床

10.1 血液の基礎

血液は赤血球，白血球，血小板の有形成分が約 45% で，残りが無形成分の血漿からなる．
血漿の約 90% は水で，その中にタンパク質，糖質，脂質，電解質，無機物，酵素，ビタミン，ホルモンなどが溶解している．一般的に「血液検査」といった場合は，血液細胞に関する血球検査と止血・凝固に関する検査を指す．

1) 赤血球系

肺でのガス交換を通して組織への酸素の供給ならびに，組織からの炭酸ガスの運搬・排出を行う．

2) 白血球系

顆粒球（好中球，好酸球，好塩基球），単球（マクロファージ），リンパ球に分類される．主として生体の防御機能をつかさどっている．

① 好中球：細菌をはじめとする貪食・殺菌作用を有する．炎症性変化に対して速やかに反応する．
② 好酸球：炎症性病変に対し鋭敏に反応して増減する．高度の減少および消失は重症疾患の指標となる．また，寄生虫，アレルギー，皮膚疾患で増加．
③ 好塩基球：数が少なく，生理的にも消失することがあるが，慢性骨髄性白血病では末梢血の好塩基球の増加は診断に必須．
④ 単球：組織中ではマクロファージとなり，異物の貪食ならびにリンパ球にその情報を伝達し，細胞免疫の上で重要な役割を果たす．
⑤ リンパ球：T リンパ球はヘルパー T 細胞，サプレッサー T 細胞，細胞傷害性 T リンパ球，ナチュラル・キラー細胞など種々のサブセットからなり，それぞれが一定の調節のもとに異物や腫瘍細胞から生体を守っている．B リンパ球は刺激を受けると抗体産生細胞となり，種々の免疫グロブリンを血中に分泌する．

3) 血小板系

凝固因子とともに止血機構に重要な役割を果たし，最近では動脈硬化とも関係のあることがわかってきた．

10.2 血液の臨床

1) ヘマトクリット

赤血球と全血との容積比（ヘマトクリット，Ht）は，貧血の程度により減少するので，赤血

球数やヘモグロビン濃度と共に重要である．Ht と赤血球数から平均赤血球容積（MCV）が求められ，貧血の種類の鑑別に用いられる．

基準範囲：男性　42%（36〜48）　　女性　37%（34〜43）

2）血液凝固系の検査
a）PT（prothrombin time）
外因性凝固因子の（プロトロンビン（II），V，VII，X因子の凝固活性）総合的な検査．結果については必ず正常血漿の対照値を併記する．正常対照との差が2秒以内を正常とする．

　　正常：11〜15秒，多くは12〜14秒
　　プロトロンビン比（PR）：標準血漿の PT に対する被検血漿の PT（秒）の比率

b）国際標準化比（international normalized ratio, INR）
経口抗凝固薬による治療のモニターとして用いられる指標である．PT 測定標準化のため，トロンボプラスチン試薬の国際標準品を基準として各試薬の感度（international sensitivity index, ISI）が定められている．この ISI は各試薬に記載されている．

INR はプロトロンビン比（PR）の ISI 乗で求められる．基準値は1.0で，PT が延長するにつれ値は大きくなる．

$$INR=（患者血漿の PT/ 正常血漿の PT）^{ISI}$$

延長：各種の原因によるビタミン K 欠乏症，肝障害，DIC など．

　　経口抗凝固薬（ワーファリン）投与中の患者血漿では PT が延長し，INR は高くなる．
　　深部静脈血栓症，心房細動などでは INR 2.0〜3.0 に保つ．

　　＊ビタミン K 欠乏症の原因
　　　　① 摂取量不足：新生児出血性疾患（新生児メレナ），経静脈栄養，広域抗生剤
　　　　② 吸収障害：吸収不良症候群，胆道疾患
　　　　③ ビタミン K 利用障害：経口抗凝固薬（ワーファリン投与），セフェム系抗生剤投与

c）APPT（activated partial thromboplastin test）
内因性凝固因子（VIII，IX，XI，XII因子）の総合的な検査．

正常：30〜45秒，正常対照と比べて5秒以内を正常，10秒以上延長を異常とする．

3）線溶系の検査
a）フィブリノゲン分解産物（FDP）の測定
生体内で生成されたプラスミンは，フィブリノゲンやフィブリンの分解を起こす．これらの分解産物を総称して FDP（fibrinogen and fibrin degradation product）という．

フィブリノゲンの分解は一次線溶と呼ばれる．安定化フィブリンのプラスミンによる分解を二次線溶という．

　　臨床的意義：生理的に生じた止血局所のフィブリンは，引き続き生成するプラスミンにより二次線溶が生じる．血栓症を中心とする各種の疾患・病態で二次線溶が亢進し，FDP および D ダイマーが上昇する．D ダイマーの血中濃度の上昇は，安定化フィブリンが生成したことの証明であり，通常，形成された血栓の程度を反映する．DIC や線溶療法などで，血中に過剰のプラスミン活性が生じたときには一次線溶が亢進するが，生理的な条件下ではフィブリノゲンの分解は起こらない．

基準範囲：血中FDP　10 μg/mℓ 未満，尿中FDP　0.1 μg/mℓ 以下

FDPやDダイマーが上昇する病態・疾患

DIC，各種の血栓症，動脈瘤，手術後，心筋梗塞，脳梗塞，肺梗塞，深部静脈血栓症，肝硬変，妊娠，炎症性疾患，悪性腫瘍，血栓性血小板減少性紫斑病，血栓溶解療法

* DIC：disseminated intravascular coagulation（播種性血管内凝固症候群）

  何らかの原因により，極端な血液凝固性亢進状態を生じ，全身の主として細小血管内に血栓の多発をきたし，このため消費性凝固障害を呈する症候群である．

4）血球細胞の種類と数

a）赤血球

赤血球系幹細胞⇒前赤芽球⇒網赤血球という分化を経て，成熟赤血球となり，末梢血液中に出る．この分化を誘導しているのは，腎臓から分泌されるエリト（ス）ロポエチンである．寿命のきた赤血球は脾臓や骨髄の細網内皮系に取り込まれ，分解される．グロビンは分解されてアミノ酸に，ヘムはビリルビンへと代謝される．

ビタミンB_{12}および葉酸は，いずれもDNA合成に必須である．このため，これらのビタミン欠乏が長期に続くと，骨髄での赤血球の増殖や成熟が障害され，巨赤芽球性貧血をきたす．

ビタミンB_{12}は，胃底部，胃体部粘膜壁細胞から分泌される内因子（分子量約60,000の糖タンパク）と結合して，下部回腸から吸収される．そのため，内因子の不足（胃がんによる切除）や小腸の障害があると，ビタミンB_{12}不足による貧血（悪性貧血）を起こす．

成人男子：410万〜530万/μℓ（平均470万）　ヘモグロビン：14〜18 g/dℓ

成人女子：380万〜480万/μℓ（平均430万）　ヘモグロビン：12〜16 g/dℓ

b）白血球

白血球は細胞質内の顆粒の染色性と形態によって，好中球，リンパ球，単球，好酸球，好塩基球などに分けられている．好中球，単球（組織内にはいるとマクロファージ）は，同一の幹細胞から分化してできる．好中球中の顆粒には多くの酵素が含まれ，細菌の貪食作用，殺菌作用に関与．

リンパ球はT細胞幹細胞からT-リンパ球がつくられ，細胞性免疫に関与．

B細胞幹細胞からB-リンパ球がつくられ体液性免疫に関与．

成人基準値：4,500〜9,500/μℓ，3,500以下を減少症，10,000以上を増多症．

* 現在，臨床の場では，白血球数については/μℓ当たりでは報告されていないのが現状である．一般的には白血球総数と白血球分画の％で表している．

白血球の百分率

好酸球	：0.2〜6.8%	(3.0)
好塩基球	：0〜1.0%	(0.5)
好中球	：40〜71%	(55)
リンパ球	：26〜46.6%	(36.5)
単球	：2.3〜7.7%	(5.0)

c）血小板

骨髄巨核球系幹細胞よりつくられる．血管内寿命は 8 ～ 10 日であり，大部分は赤血球と同様に老化にともなって分解される．脾臓は循環血小板の約 30% を貯留し，循環血中の血小板との間に自由な交換が行われている．

血小板の異常は量的異常と質的異常に分けられる．組織が損傷を受けると，その部位の血管内皮細胞からコラーゲンが露出し，これに血小板が粘着する．この粘着により血小板，破壊組織，赤血球などから活性化因子が放出され，血小板塊が形成される．さらにフィブリンがからんできて血栓が形成される．

基準値：14 万～ 34 万 /$\mu \ell$　（平均 24 万）

d）網赤血球

成熟赤血球の前段階にある幼若赤血球であり，RNA を含むマイクロゾームである網状顆粒質を細胞質に含んでいる．

基準値：30,000 ～ 60,000/$\mu \ell$
減少：再生不良性貧血
増多：溶血性貧血，鉄欠乏性貧血治療時，悪性貧血治療時

〈参考〉線溶現象

血管内で何等かの原因によりフィブリンを生じると，血液中のプラスミノゲンはフィブリンに吸着される．一方，血管壁の細胞内には組織プラスミノゲンアクチベイター（tissue-plasminogen activator, t-PA）が含まれていて，血管の障害，拡張，収縮などに伴い放出され，同様にフィブリンに吸着される．フィブリンに吸着されたプラスミノゲンは t-PA によって活性化されてプラスミンとなり，フィブリンを分解して，可溶性の分解物である FDP（fibrinogen/fibrine degradation products）となり，血栓が溶解する．このように，生じたフィブリンによる血栓を溶解する現象を線溶現象という．

　　血栓：血管内で血小板の粘着，凝集，血液の凝固（フィブリンの形成）が起こることがある．この凝固塊を血栓という．血管が破綻していなくても血管壁の障害（動脈硬化症や血管炎），血流の異常[*1]，血液凝固性の亢進[*2] などによって血栓を生じる．
　　　[*1] 長期の安静臥床，心房細動，僧帽弁狭窄，多血症による血液粘度の亢進
　　　[*2] 悪性腫瘍，手術後，溶血や播種性血管内凝固症候群など

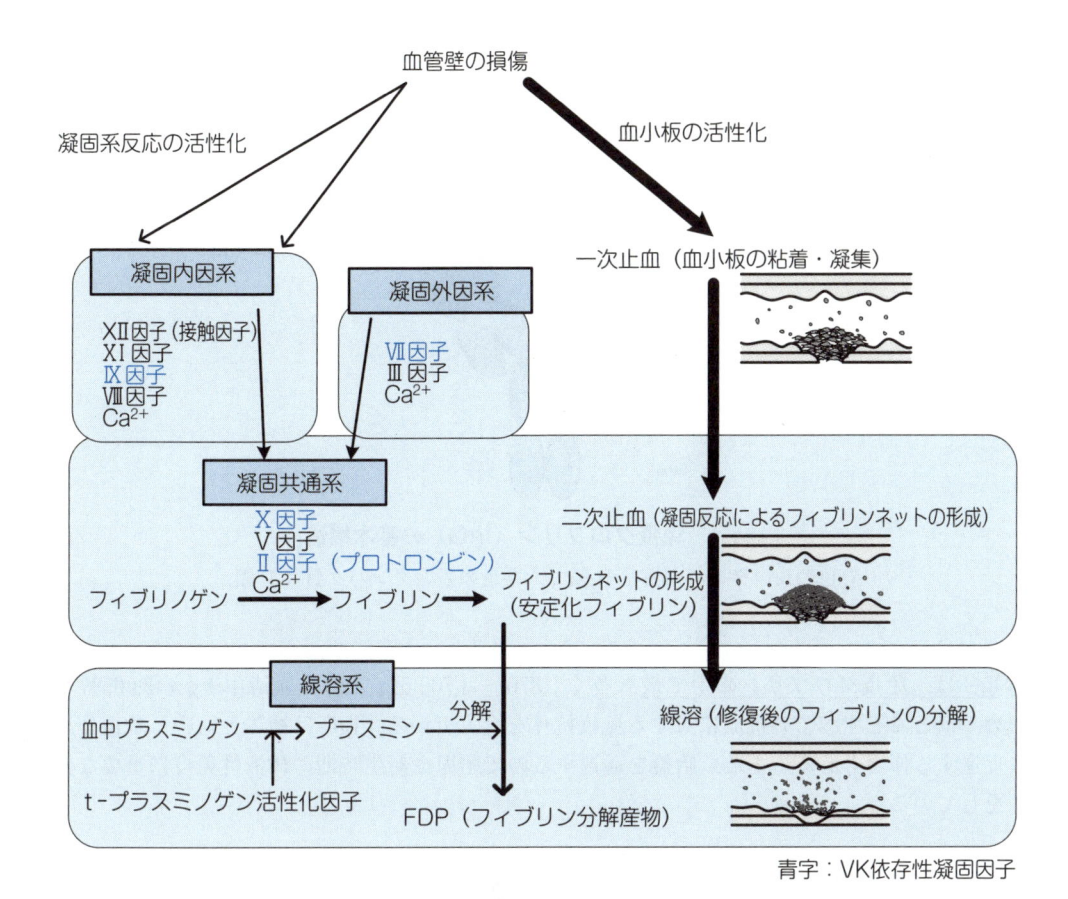

図10.1　線溶および凝固のしくみ

11 免疫の基礎と臨床

11.1 免疫の基礎

　免疫とは，外界から侵入してくる生物や生体内で異常な構造であると認識された成分（抗原）に対して免疫グロブリンである抗体の産生をしたり，感作リンパ球の産生を促したりして特異な変化を導くような生体防御反応のことです．抗原となるものは，細菌やウイルスなどの微生物，毒素，寄生虫，異種タンパク質をはじめ，癌細胞や他人から移植された臓器，組織や細胞などがある．

1）体液性免疫

　抗体を産生して異物の排除を進める働きをするタンパク質．
- 抗体は，異物（抗原）が生体内に侵入してきたときに認識して，Bリンパ球から産生されるタンパク質で2本の重鎖（H鎖）と軽鎖（L鎖）からなる．
- 抗原と特異的に反応するY字型の構造をしている．抗体の多くは血流中を流れており，種類によっては分泌液中に存在する．

・抗体は免疫グロブリン（immunoglobulin, Ig）とも呼ばれ，その抗原性，性質や機能の違いによって5つのクラス（IgG, IgM, IgA, IgD, IgE）に分類される．病原体感染時にはまずIgMが産生され，次にIgGが産生される．また，Ⅰ型アレルギー反応時は，IgEが産生される．

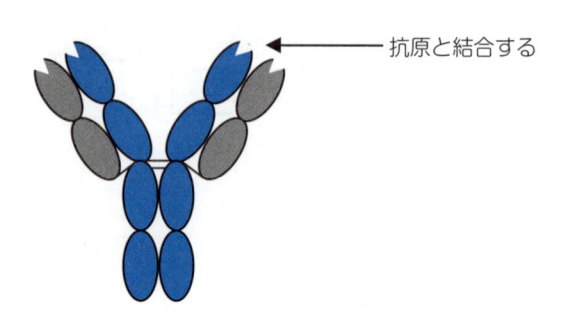

図11.1 免疫グロブリン（IgG）の基本構造
青色の長いタンパク質はH鎖で，茶色の短いタンパク質はL鎖．

① IgG は，免疫グロブリンの中で最も多く（870～1,700 mg/dℓ），血清中1gの約65%を占め，ほとんどすべての抗原に対する免疫抗体を含んでいる．IgGは補体と結合し殺菌作用を促進する作用もある．また，胎盤を通過するので胎児や新生時期の体液性免疫に重要な働きをしている．

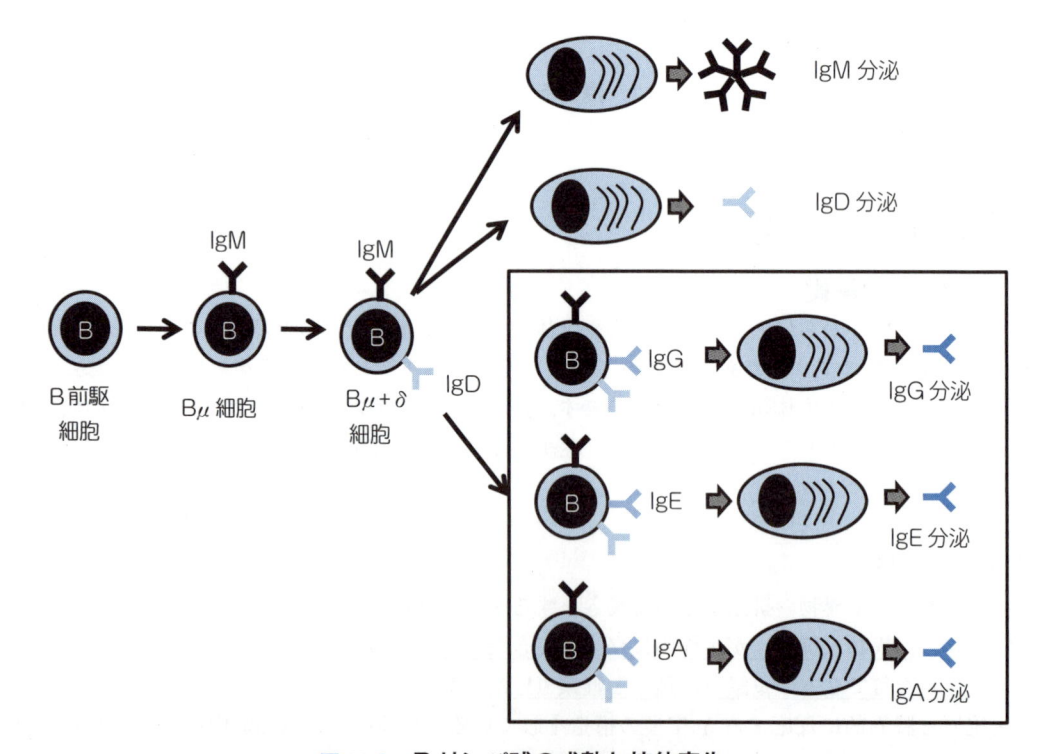

図11.2 Bリンパ球の成熟と抗体産生

② IgMは分子量900,000の5量体であり，免疫グロブリンの中で最も大きな抗体である．細菌などの抗原が外界から体内に侵入したとき最初につくられる抗体である．
③ IgAは，主に分泌液中（唾液，乳汁，涙液，消化管，呼吸器など）に存在して，細菌の生体内への侵入に対して保護する作用がある抗体である．初乳中には高濃度に分泌されており，新生児の感染予防の役割を担っている．
④ IgDはヒト血清中に低濃度に存在する抗体で，機能は不明である．
⑤ IgEは，肥満細胞（マスト細胞）や好塩基性細胞と結合して，ケミカルメディエーターであるヒスタミンやセロトニンなどを分泌して即時型アレルギー反応を起こす抗体である．アトピー性皮膚炎，じんま疹，花粉症，気管支喘息などの症状（アトピー型）を引き起こす．重症な反応としてアナフィラキシー反応（I型アレルギー）を起こす．このようなアレルギーに関与するIgE抗体をレアギンと呼び，レアギンを産生する抗原をアレルゲンと呼ぶ．

2) 細胞性免疫

細胞性免疫は，細胞が異物（抗原）に対して直接働きかけて排除する免疫反応のことを指す．その際の免疫担当細胞は，マクロファージとTリンパ球である．

- マクロファージは，貪食細胞とも呼ばれ，生体内の掃除役を担い，免疫応答において抗原提示細胞として働き，リンパ球の活性化に重要な役割を担っている．免疫細胞の種類は「10. 血液の基礎と臨床」を参照のこと．

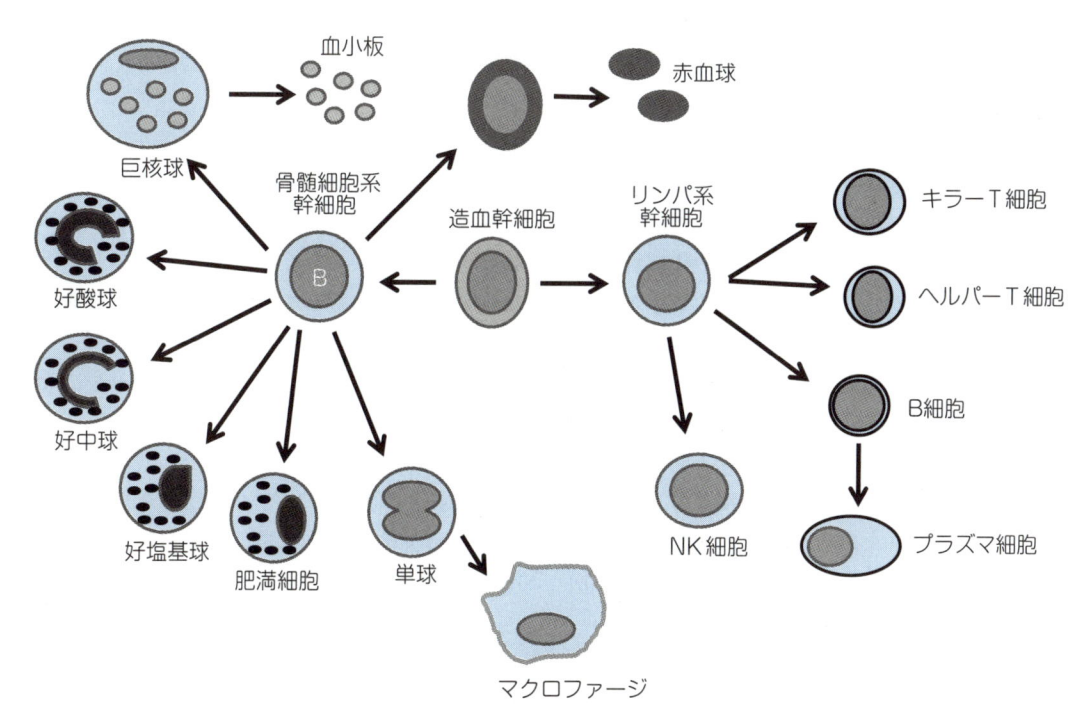

図11.3 体液性免疫と細胞性免疫に関与した細胞

- リンパ球は，発生と分化の過程の違いからBリンパ球とTリンパ球に分類される．Bリンパ球は，骨髄（bone marrow）で体液性免疫に関与しており，Tリンパ球は胸腺（thymus）で分化して，細胞性免疫に関与している．
- 移植臓器拒絶反応は細胞性免疫反応であり，主としてT細胞を主役とする免疫反応である．臓器移植にみられる拒絶反応に対して，移植されたドナーの臓器を排除するための宿主の免疫反応であるから，その対応策として免疫抑制剤が用いられる．したがって，自己血輸血は，自己の血液ゆえに拒絶反応は起きない．

11.2 疾患と免疫反応
1) 栄養と免疫反応
　一般に，栄養状態の悪化（低栄養）に伴う免疫能の低下は，体液性免疫より細胞性免疫のほうが著しいと考えられている．
- 免疫能の低下は，Tリンパ球数の減少やリンパ球の幼若化反応の低下，補体活性の低下が挙げられ，その結果，各種抗原に対する遅延型皮膚反応の低下が起こる．
- 加齢による身体の変化では，胸腺や脾臓の重量減少が著しく，骨格筋や骨組織がこれにつぐ．しかし，生命維持に直接に関わるような心臓，肺臓や脳の重量の減少は比較的穏やかである．
- 病原性の低い病原体による感染症は，免疫応答の低下した状態でみられやすい．この現象を日和見感染と呼ぶ．一般的に，免疫応答の亢進した状態（免疫力の増強した状態）では病原性の低い病原体による感染は起こらない．
- 亜鉛が欠乏すると免疫能が低下する．

2) アレルギーと免疫反応
　アレルギー反応には，反応の時間的な違いから即時型アレルギー反応と時間的にゆっくりした遅延型アレルギー反応に分けられる．
① Ⅰ型アレルギーは即時型アレルギー反応で，食物アレルギーや気管支喘息，じんま疹，アレルギー性鼻炎（花粉症），アトピー性皮膚炎などがこれに相当する．重症なものはアナフィラキシーと呼ばれており，全身性で急速な血圧の低下やショック状態を示す．
　　即時型アレルギー反応は，体液性免疫反応の関与が非常に大きく，抗原であるアレルゲンが生体内に侵入すると，アレルゲンとIgEと肥満細胞が結合して，肥満細胞からヒスタミンなどのケミカルメディエーターが放出される．これによって，数分〜数時間の間に血管透過性の亢進，粘液分泌の亢進や平滑筋の収縮などの生体反応が起こり，かゆみや，発疹，鼻水が出るなどのアレルギー症状が現れる．

② Ⅱ型アレルギー反応は免疫グロブリン等の体液性免疫（抗体）により，自己の細胞に結合して，それを白血球細胞が攻撃するために起こる反応である．例えば，不適合輸血による溶血はⅡ型アレルギー反応（細胞障害性）である．

③ Ⅲ型アレルギー反応はアルサス型とも呼ばれ，局所アレルギーの代表である．抗原-抗体-補体の複合体が周辺の組織を巻き込んで損傷する反応である．糸球体腎炎はⅢ型アレルギー反応（免疫複合体反応）に分類される．

④ Ⅳ型アレルギー反応（遅延型アレルギー反応）は，マクロファージから抗原提示を受けたT細胞が，活性タンパク質であるリンホカインの産生を促し，炎症反応を示す．このときの反応は，抗原侵入後，1日～2日で反応が起こり，抗体の関与は少ない．ツベルクリン反応による腫脹や，ウルシ植物によるかぶれ（皮膚炎），骨髄移植，臓器移植時の拒絶反応などは，T細胞による過剰反応が原因である．このため，臓器の移植後には免疫抑制剤を使って移植片の排除が起こらないようにする．

⑤ Ⅴ型アレルギーは，産生された抗レセプター抗体が細胞表面のレセプターなどに結合することにより，機能亢進もしくは機能低下を起こす．例えば，バセドウ病（機能亢進）や，橋本病，重症筋無力症（機能低下）がある．以前は，Ⅱ型アレルギーに分類されていた．

表11.1 アレルギーの分類と関与する因子および症状

アレルギー（型）	Ⅰ型アレルギー	Ⅱ型アレルギー	Ⅲ型アレルギー	Ⅳ型アレルギー	Ⅴ型アレルギー
抗体の関与	IgE	IgG	IgG	―	IgG
液性因子，細胞性因子	体液性免疫（ヒスタミンの放出）	体液性免疫	―	細胞性免疫	体液性免疫
症　状	花粉症，アトピー性皮膚炎，気管支喘息，じんま疹	不適合輸血，悪性貧血，リウマチ熱	全身性エリテマトーデス，溶血性連鎖球菌感染後の糸球体腎炎	移植の拒絶反応，ツベルクリン反応	バセドウ病，橋本病，重症筋無力症
即時型，遅延型	即時型（アナフィラキシー）	即時型	―	遅延型	―

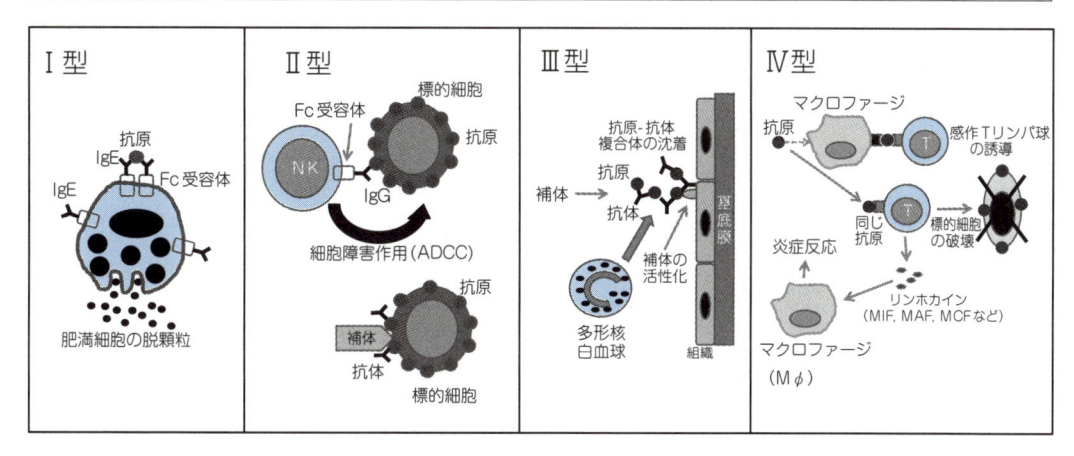

図11.4 個々のアレルギー反応様式の模式図

3) 免疫不全症候群

後天性免疫不全症候群（acquired immuno-deficiency syndrome, AIDS）はヒトエイズウイルス（human immuno-deficiency virus, HIV）感染により起こるウイルス感染症である．1981年に米国で報告され，その後世界中で報告されるようになった．

・AIDSでは，ヒトのTリンパ球，特にヘルパーT細胞（CD4陽性）を特異的に破壊して，

免疫不全を起こすので，日和見感染症（カリニ肺炎やサイトメガロウイルス感染症）や悪性腫瘍（カポジ肉腫）の発生頻度が高くなる．
・主な感染経路は，性行為による感染，血液による感染，母子感染である．感染から発症までは，6か月から長いものは15年以上もかかる場合がある．

4）自己免疫疾患
自己の生体成分を異物と認識するために起こる反応が自己免疫疾患である．
・膠原病（全身性エリテマトーデスや関節リウマチなど）は全身性の症状が出る疾患である．
・橋本病（甲状腺機能低下）やバセドウ病（甲状腺機能亢進）は局所的自己免疫疾患で，特にバセドウ病は甲状腺刺激ホルモンの受容体に対する自己抗体が原因で，甲状腺を強く刺激して機能を亢進してしまうために起こる．
・慢性糸球体腎炎は腎臓の糸球体と抗体の免疫複合体が形成されることが原因で発症する疾患である．

11.3 免疫の臨床
1）体液性免疫
血清タンパク質は，陽極から順にアルブミン，α_1-グロブリン，α_2-グロブリン，β-グロブリン，γ-グロブリンの5つの分画に分離される．一般的に，血清タンパク質量の変動は，量的に多いアルブミンや免疫（γ）グロブリンの増減が大きく影響をする場合が多い．

表11.2 血清免疫グロブリンの基準値

検査項目	健常（基準）値
IgG	870～1,700 mg/dℓ
IgA	110～410 mg/dℓ
IgM	35～220 mg/dℓ
IgD	2～12 mg/dℓ
IgE	極めて少ない

※「臨床検査法提要」改訂32版，金原出版（株）より

＊免疫グロブリンが異常値を呈する疾患
 異常高値：多発性骨髄腫，原発性マクログロブリン血症，慢性肝炎，肝硬変など
 異常低値：無γグロブリン血症，悪性リンパ腫，免疫抑制剤投与時など

2）細胞性免疫の臨床
Tリンパ球とBリンパ球は，骨髄の造血幹細胞から分化した後に，成熟したBリンパ球と，胸腺を通過して成熟するTリンパ球に分類される．Tリンパ球は，細胞性免疫の役割を中心となる細胞で，CD4陽性のヘルパーT細胞やCD8陽性の細胞障害性T細胞，サプレッサーT細胞など様々な機能に分類されている．これらの細胞表面上に特徴をもって発現しているタンパク質を，cluster of differentiation（CD）と呼び番号で区別している．これらの細胞表面タンパク質を定量的に検出することで，細胞性免疫担当細胞の分布を明らかにすることができる．
・基準（健常）値は，Tリンパ球（CD3抗原を指標に測定）は60～80%，Bリンパ球（CD19

抗原を指標に測定) は 5 〜 15% の範囲にある (測定方法:フローサイトメトリー法).
・HIV 感染症やウイルス感染では CD4 陽性 T 細胞が減少して,自己免疫疾患では CD8 陽性 T 細胞が増加する.

〈参考〉受動免疫(自然免疫)と能動免疫(獲得免疫)
① <u>受動免疫(自然免疫)</u>は,個々の個体ですでにもっている免疫系で,例えば,病原体が容易に侵入できないように,腸管粘膜上皮に IgA 抗体が存在して,細菌の侵入を防いでいる.また,ヒトや動物の血清を注射して,体内に抗体を循環させて抗原の活性を早急に抑えることができる.例えば,抗毒素血清(蛇毒)や抗ウイルス血清(狂犬病)などがある.
② <u>能動免疫(獲得免疫)</u>は,出生時はもっていないが,はしかなどの感染症に罹患したときや,種痘やワクチン(毒力を弱めた抗原)の予防接種などにより,抗原の感染や注入で生体自身が抗体を産生し,出生後獲得する免疫力のことをいう.よって,最初に侵入してきた病原体は,自然免疫で生体は防御されるが,2 回目からは免疫記憶が働いて素早くかつ強い生体防御が働くことになり,生体防御機構は効率的に構築される.

系統別の主要な疾患の概要

1 消化器系の疾患

1.1 肝　炎

1) 概　要

急性肝炎：肝炎ウイルスにより，肝細胞に急性炎症をきたす疾患．
慢性肝炎：肝臓の炎症，**肝機能検査の異常が 6 か月以上**続いているもの．

表1.1　ウイルス肝炎の種類と病態

種類	核酸	感染経路	特　徴
A 型	RNA	経口	一過性肝炎で，慢性肝炎に移行することはほとんどない． 冬から春に多い，海外の感染が多い．
B 型	DNA	血液・体液	急性肝炎の1/3．劇症肝炎になることがある． 成人で初感染の急性 B 型肝炎（HBS 抗原陽性）は慢性肝炎に移行することはまれ． 母子感染によるキャリア（持続感染）は 10% 程度が肝機能に異常を示す．
C 型	RNA	血液・(体液)	輸血後肝炎の大部分．高率に慢性化し肝硬変，肝癌へ移行する．日本に最も多い．
D 型	RNA	血液・体液	一過性・持続性．B 型肝炎ウイルスと共存しなければ自己増殖できない．日本ではまれ，海外での感染．
E 型	RNA	経口	一過性．シカの肉，イノシシ，豚のレバーに注意．海外での感染（日本でも要注意）．

2) 診断に関連する臨床検査

それぞれの**ウイルスの抗体検査**をし，特異抗体が検出される．

1.2 肝硬変

1) 概　要

慢性肝疾患の終末像で，肝全体に偽小葉を形成している．原因はウイルス性肝炎（C 型肝炎）が最も多く，アルコール性肝炎が原因となることもある．

　ⅰ．**代償性肝硬変**：肝硬変の初期，**無症状のことが多い**．臨床検査で判明する．
　ⅱ．**非代償性肝硬変**：黄疸・腹水・肝性脳症（意識障害）・消化管出血などが認められるようになった状態．

2) 診断に関連する臨床検査

- **コリンエステラーゼ低下**：コリンエステラーゼは肝細胞で合成される酵素であり，**肝細胞の機能低下によって減少する**．
- **AST，ALT 上昇**：AST，ALT はいずれも細胞質に存在する酵素で，細胞が障害を受けると漏れ出てくる逸脱酵素である．**AST は心臓，肝臓，骨格筋**，腎臓などに，**ALT は肝臓**，腎臓などに高い活性が認められる．
　　心疾患でも AST は高値になるが，ALT は高値にならないので肝疾患との区別が可能

になる．
　　また，AST は細胞質とミトコンドリアにアイソザイムが存在し，通常は ALT > AST になっているが，細胞の障害の程度が強くなり，ミトコンドリアからも逸脱するようになると AST > ALT となる．
- LD（乳酸脱水素酵素）上昇：LD はほとんどの組織に分布しており，障害によって逸脱するのは AST，ALT と同様である．LD_5 型が増加する．
- アルブミン低値：アルブミンは幹細胞で合成されるタンパク質であり，肝細胞が障害されるとその機能が落ち，血清中の濃度は低下する．
- 血小板の減少
- 門脈圧亢進：肝細胞が障害を受け静脈の流れに抵抗が生まれる．食道静脈瘤等が生じる原因となる．
- 血中アンモニア上昇：アンモニアの代謝は肝臓にある尿素サイクルで行われるが，その機能が低下するため，アンモニアの処理ができなくなり血中濃度が上昇する．
- フィッシャー比（BCAA/AAA）の低下：分岐鎖アミノ酸は筋肉内で代謝され，筋肉への取り込みが上昇しているのに対し，芳香族アミノ酸（AAA）は肝臓で代謝される．その肝臓の機能が障害されているので AAA は増加し，フィッシャー比は低下する．

1.3　脂肪肝
1）概　要
　中性脂肪 5%（湿重量当たり）以上蓄積した状態（通常は 2～4%）．肝での脂肪合成の亢進や肝からの脂肪移送障害が主な原因である．過栄養性脂肪肝（肥満，糖尿病），アルコール多飲による脂肪肝，低栄養性脂肪肝などがある．

2）診断に関連する臨床検査
① コリンエステラーゼ上昇：脂質代謝が亢進することによって高値になる．
② AST，ALT 上昇：肝細胞の損傷により血中へ逸脱する．
③ γGT 上昇：アルコール性脂肪肝で大きく上昇．アルコールによって酵素の合成が促進される．
- 肝臓への中性脂肪蓄積の要因には，肝臓での脂肪合成の促進や肝臓から末梢への脂肪移送障害がある．
- 脂肪肝では血清総コレステロール，遊離脂肪酸は上昇し，HDL-コレステロールの低下が認められる．
- 肥満に伴う脂肪肝では，肝臓でのコレステロールの合成や胆汁中への排泄が亢進しているため，コレステロール胆石も合併しやすい．
- 血清アンモニア濃度は上昇しない．

1.4　クローン病
1）概　要
　原因不明で，主として若い成人に見られ線維化や潰瘍を伴う肉芽腫性病変からなり，消化管のどの部位にも起こりうる．回腸末端部が最も多く，下痢，腹痛，血便などが見られる．縦走性潰

瘍が特徴．経腸栄養，経静脈栄養などの栄養療法が中心．

1.5 潰瘍性大腸炎
1) 概　要
　主として，粘膜と粘膜下層をおかす，大腸，特に直腸の突発性，非特異性の炎症性疾患．若い成人に見られ，持続性または反復性の粘血・血便がある．

表1.2　潰瘍性大腸炎とクローン病との比較

	潰瘍性大腸炎	クローン病
好発年齢	若年	若年
部位	大腸	全消化管
肛門部病変	なし	あり
連続性	あり	なし
潰瘍	浅い	深い
下痢	血便・粘血便	水様便が多い
第一選択	薬物療法	栄養療法

1.6 急性膵炎
1) 概　要
　急性膵炎はトリプシノーゲンなどの不活性酵素が活性化されて，自己消化，多臓器の障害を起こすもの．原因は胆道疾患，アルコール過飲が多い．症状は上腹部の激痛．前屈姿勢で軽減する傾向がある．

2) 診断に関連する臨床検査
　本来消化管内に分泌されるアミラーゼが血中に出るため，血清アミラーゼが上昇する．遅れて尿中アミラーゼが上昇する．また，炎症反応により白血球数が増加する．

1.7 慢性膵炎
1) 概　要
　膵臓に石灰化があったり，膵液外分泌に機能障害があり，膵炎の所見が6か月以上続くもの．膵臓の消化液分泌低下を見ることが多く，上腹部痛が多い．原因はアルコールの長期過飲（男性）と胆道疾患（女性）が多い．

2) 診断に関連する臨床検査
　発症初期には血清アミラーゼなどは上昇するが非代償期になると，酵素を産生する機能が低下し，血清アミラーゼ低下する．

1.8 胆石症
1) 概　要
　胆のうや胆管に結石を生じたもの．結石の種類としては，コレステロール胆石，ビリルビン（色素）胆石（ビリルビンカルシウム），混合型がある．
- ・コレステロール系胆石：胆のうに多い．
- ・ビリルビン系胆石：胆管に多い．
- ・近年の日本人の胆石はコレステロール系胆石が多い．

　症状は，右上腹部の疝痛，黄疸，発熱であるが，無症状のことが多い（超音波検査で発見されることも多い）．原因は，暴飲暴食，脂肪食直後（胆のうを収縮する）に発作が起こりやすい．飲酒，過労も誘発原因である．
　発作時には急性胆のう炎を合併することが多く，診断には超音波，CT スキャンが効果的である．

2) 診断に関連する臨床検査
① γGT：肝・胆道系の閉塞のため血中濃度が上昇する．
② ALP：γGT と同様，高値になる．

1.9 胆嚢炎
1) 概　要
　胆嚢内の細菌感染による炎症で，胆石症の合併症として発症することが多い．

2) 診断に関連する臨床検査
　γGT，ALP の上昇は胆石症と同様である．
- ・C 反応タンパク質（CRP）は陽性である．

1.10 黄　疸
1) 概　要
　血清総ビリルビンが 1.3 mg/dℓ 以上になり，皮膚などが黄染した状態．

2) 診断に関連する臨床検査
　赤血球は脾臓で破壊されて，肝，脾，骨髄などで間接型ビリルビンとなり，血中のアルブミンと結合して肝臓へ運搬される．
　肝細胞でグルクロン酸抱合を受け，直接型ビリルビンになる．
　直接型ビリルビンは胆管，総胆管を経て十二指腸に排泄される．
　ビリルビンは腸管内で腸内細菌によって還元されてウロビリノーゲンとなる．
　ウロビリノーゲンの一部は再吸収されて肝臓でビリルビンに転換されるか，破壊または尿中に排泄される．

　ⅰ．溶血性黄疸
- ・溶血性黄疸では間接型ビリルビンが増加する．
- ・赤血球が過剰に破壊されて過剰な間接型ビリルビンが生成されて生じる．

- 間接型ビリルビンはアルブミンと結合しているため尿中には排出されない．
- ビリルビンそのものも増えるため，尿中ウロビリノーゲンも増加する．
- 新生児黄疸は胎生期の赤血球の崩壊により起こり，肝臓の機能が未熟なため間接型ビリルビンの抱合化ができず，一過性に間接型が血中に増加する．

ⅱ．肝細胞性黄疸
- 肝細胞の障害により，直接型ビリルビンの生成が減少し，直接型と間接型が混在する．
- 肝細胞障害によりウロビリノーゲンからビリルビンへの転換が行われないので，尿中ウロビリノーゲンが増加する．

ⅲ．閉塞性黄疸
- 閉塞性黄疸では直接型ビリルビンが増加する．直接型ビリルビンの胆管への運搬に障害があると直接型が血中に逆流する．
- 胆管の完全閉塞の場合，胆汁が小腸内に排泄されないため，ウロビリノーゲンの生産がなくなるので尿中ウロビリノーゲンは陰性になる．
- 直接型ビリルビンは水溶性のため尿中に排泄される．

表1.3 ビリルビンの生成のまとめ

	増加するビリルビン	尿中ビリルビン	尿中ウロビリノーゲン	AST・ALT
溶血性黄疸	間接型	−	+++	やや増加
肝細胞性黄疸	直接型・間接型	+	++	増加
閉塞性黄疸	直接型	+〜	+〜−	増加

＊肝機能が正常の場合，血清中には直接型と間接型の両方のビリルビンが存在する．

2 循環器系の疾患

2.1 高血圧症
1）概　要
［WHOの分類］
- 収縮期血圧：140 mmHg 以上，拡張期血圧：90 mmHg 以上のいずれか一方，または両方を満たすもの．90%は原因不明の本態性高血圧であり，残りは，動脈硬化，腎疾患，内分泌疾患などに引き続いて起こる二次性高血圧である．

2.2 動脈硬化症
1）概　要
　動脈壁の石灰化や脂質沈着により弾力性が低下した状態をいい，粥状（アテローム）硬化症，中膜硬化症，細動脈硬化症に分類される．
　動脈壁内血管の周囲に酸化したLDLを多量に含有したマクロファージが，内膜を押し上げ，肥厚させる．
　若年性動脈硬化を引き起こす家族性高コレステロール血症は，先天的なLDL受容体の障害に

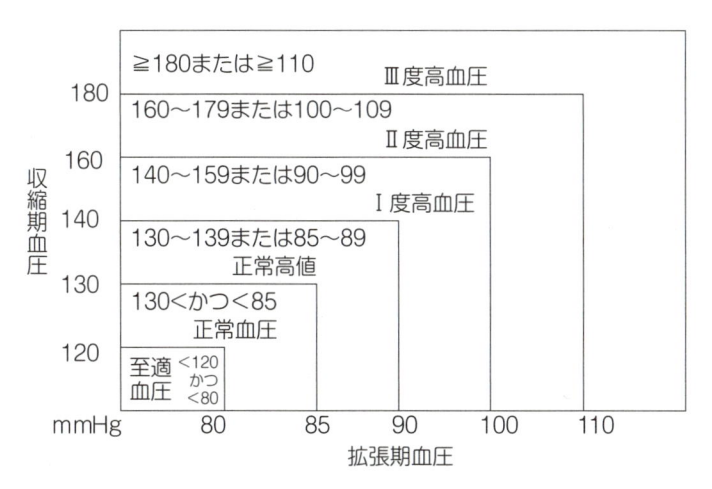

図2.1 高血圧症の分類

よる疾患である．
　動脈硬化の危険因子として**脂質異常，高血圧，糖尿病，肥満，ストレス，喫煙**などがある．

2.3　虚血性心疾患
　動脈硬化や冠攣縮により**心筋虚血**が生じる．急激な冠動脈閉塞や狭窄を生じて起こる心筋虚血を**急性冠症候群**といい，慢性的な経過で生じるものを**慢性冠症候群**という．

2.3.1　急性冠症候群
1）概　要
　ⅰ．不安定狭心症
　　狭心症発作の頻度や程度が増悪してくるもので，安静時にも胸痛を自覚する．
　ⅱ．急性心筋梗塞
　　・冠状動脈の内腔が閉塞され，心筋が壊死（凝固壊死）に至った場合をいう．
　　・胸痛は激しく，30分以上続き，ニトログリセリンは効かない．不整脈は高頻度で出現し，心電図では，深いQ波，陰性T波が見られる．ST上昇が見られる場合と見られない場合がある．

2）診断に関連する臨床検査
　心筋の壊死によって血中へ逸脱するAST，LD，CKの上昇が見られるが，**上昇の最も早いのはCK**である．

2.3.2　慢性冠症候群
　ⅰ．安定狭心症
　　冠動脈の狭窄が長期間にわたって大きな変化がないため，発作が起こる閾値が一定している

もの．
　ⅱ．冠攣縮性狭心症
　　血管弛緩因子としてのNOが少なくなると起こる．副交感神経が亢進する夜間安静時に起こることが多い．
　ⅲ．心筋虚血が起こっていても，狭心痛などの症状がないもの
　　・発現の誘因から分類すると労作性狭心症（器質的な虚心症が病態になっていることが多く，精神的ストレスや労作がきっかけとなる）と安静時狭心症（安静にしている状態で起こる狭心症で，攣縮性狭心症が主な病態になっている）．

2.4　心不全
1）概　要
　心臓機能の障害により，血液循環が生体の要求に応じられなくなって種々の障害をきたした状態であり，左心不全と右心不全がある．
　左心不全は，左心室に負担がかかる高血圧，冠動脈硬化症，大動脈弁疾患などで起こる．
　左心の機能が低下して肺うっ血を起こし，肺水腫，呼吸困難，心臓性喘息を引き起こす．起座呼吸（寝ているより起きた方が楽な呼吸ができる），チアノーゼなどが見られる．心拍出量が低下するので，血圧は低下する．
　右心不全では，静脈系のうっ血（頸静脈怒張，下肢の浮腫，肝脾腫大）などが起こる．

2）診断に関連する臨床検査
　BNP（脳性ナトリウム利尿ペプチド）は心室の容量負荷をきたす場合に濃度が増加する．うっ血性心不全に鋭敏に反応する．ANP（心房性ナトリウム利尿ペプチド）は心房の容量負荷を来す場合に増加する．BNP同様うっ血性心不全で高値になる．

2.5　脳卒中
　脳血管障害であり，大きく脳梗塞と脳出血に分けられる．

2.5.1　脳梗塞（脳軟化症）
1）概　要
　ⅰ．脳血栓
　　脳動脈の動脈硬化などにより，脳動脈が詰まったもの．緩やかに進行し，症状は徐々に出現する．ふらつき，しびれなど一過性脳虚血発作を前駆症状とする場合が多い．
　ⅱ．脳塞栓症
　　心臓内や大動脈に生じた血栓がはがれ，血流にのって脳に達し，脳動脈を閉塞するので，症状は突然現れる．梗塞の症状は脳では融解壊死の形をとる．

2.5.2　脳出血
1）概　要
　40歳以上の男性に多く，脳内小動脈瘤の破裂によって起こり，発作は活動中に多く，睡眠中は少ない．一側性の片麻痺を主徴とし，発作時の死亡は脳梗塞より高い．

最大の危険因子は高血圧であり，食塩の過剰摂取，過重労働，寒冷刺激などもある．低コレステロールの方が脳出血を起こしやすい．

2.5.3 くも膜下出血
1）概　要

くも膜下腔に出血が起こり，脳脊髄液に血液が混入した状態をいい，突発性の激しい頭痛，嘔吐を伴う．20～60歳に多発する．

3 腎疾患

　　　　｛糸球体疾患……急性糸球体腎炎，持続性タンパク尿・血尿症候群，慢性糸球体腎炎，
　　　　　　　　　　　ネフローゼ症候群，急速進行性腎炎症候群
　　　　　　　　　　　二次性ネフローゼ症候群に糖尿病性腎症，ループス腎炎（全身性エリ
　　　　　　　　　　　テマトーデスによる腎炎）などがある．

　　　　　　　　　　　｛腎前性
　　　　｛腎不全｛急性腎不全｛腎性
　　　　　　　　　　　｛腎後性
　　　　　　　　慢性腎不全

その他として腎盂腎炎，腎結石など．

3.1　糸球体疾患

腎疾患の中で最も頻度が高い．臨床症候分類と組織学的分類がある．
組織学的分類との関係は表 3.1 の通り．

表3.1

臨床分類 組織学的分類	急性糸球体腎炎	持続性タンパク尿・血尿症候群	慢性糸球体腎炎	ネフローゼ症候群	急速進行性腎炎症候群
微小変化				◎	
巣状分節状病変 （巣状糸球体硬化症）		△	○	◎	
膜性腎症		△	○	◎	
メサンギウム増殖性糸球体腎炎（IgA 腎症）	○	◎	◎		
管内増殖性糸球体腎炎	◎				
膜性増殖性糸球体腎炎	○	△	◎	◎	○
管外増殖性（半月体形成性）糸球体腎炎					◎

- 巣状分節状病変（巣状糸球体硬化症）：糸球体の中で細胞外基質が増加して毛細血管がつぶれる（硬化する）．
- 膜性腎症：糸球体基底膜と足細胞の間に免疫複合体が沈着し，それを包みこむように糸球体基底膜が分厚くなって，スパイク状の突起や，虫食い状の穴が観察される．
- メサンギウム増殖性腎炎：メサンギウム領域の細胞増殖を特徴とし，その多くは IgA が沈着する IgA 腎症である．
- 管内増殖性糸球体腎炎：メサンギウム細胞と内皮細胞の増殖が見られる．
- 膜性増殖性糸球体腎炎：メサンギウム細胞が増殖し糸球体基底膜と内皮細胞の間に侵入する．
- 管外増殖性（半月体形成性）糸球体腎炎：糸球体の外側で細胞が増え，ボウマン嚢の内腔側に細胞増殖や繊維化が見られる．

3.1.1 急性糸球体腎炎
1) 概　要

先行感染後比較的急な経過で発症し，血尿・タンパク尿とともに，浮腫，乏尿，高血圧，糸球体ろ過量の減少を認める．管内増殖性糸球体腎炎の組織を呈し，80～90% は溶血性レンサ球菌の感染後に起こる．抗原抗体複合体が形成され，糸球体に炎症を起こす（自己免疫病）．

2) 診断に関連する臨床検査

初期はタンパク尿から低アルブミン性の浮腫から，糸球体がつぶれて尿がつくれないのに尿細管は働くので，Na は再吸収され体内にたまる．

3.1.2 慢性糸球体腎炎
1) 概　要

尿の異常所見（タンパク尿や血尿など），あるいは高血圧が 1 年以上持続する状態．腎盂腎炎や尿路結石から移行する場合がある．

基底膜の損傷による血尿，タンパク尿，軽度の浮腫，高血圧を主症状とする．

膜性腎症，膜性増殖性糸球体腎炎，メサンギウム増殖性糸球体腎炎が基本的な組織型．
- わが国では IgA 腎症が多い．
- わが国では新規透析導入の原因として，糖尿病性腎症に次いで第 2 位である．
- 安静療法で，ある程度の治療効果が期待できる．
- 食事療法：浮腫や高血圧の見られない代償期ではタンパク質は制限せず，エネルギーは十分に，食塩の摂りすぎに注意．進行期ではタンパク質の制限．
クレアチニンクリアランス：60 mℓ/ 分未満でタンパク質食事制限を開始する．

3.1.3 ネフローゼ症候群
1) 概　要

高度の持続性タンパク尿と，続発する低タンパク血症とにより特徴づけられた病態診断名．糸球体がスカスカ状態で，出てはいけないタンパク質も漏れ出てしまう．糖尿病性腎症も糖が糸球体の血管に沈着して，血管が破れて生じる．これが進んで糸球体がつぶれると，腎不全になる．
- 原発性ネフローゼ症候群の原因疾患：微小変化型ネフローゼ症候群，膜性腎症，巣状糸

球体硬化症，膜性増殖性糸球体腎炎．
- 続発性ネフローゼ症候群の原因疾患：糖尿病，全身性エリテマトーデス，アミロイドーシス．

2) 診断に関連する臨床検査
- タンパク尿：1日の尿タンパクは3.5 g以上を持続（タンパクが漏れ出る）．
- 低タンパク血症：血清総タンパクは6.0 g/dℓ以下（漏れ出るので血液は低タンパクになる）．低アルブミン血症とした場合は，血清アルブミン量3.0g/dℓ以下．
- 脂質異常症：血清総コレステロール値250 mg/dℓ以上（低タンパクを補うため，肝臓はタンパク合成を促進するが，その際脂肪やコレステロールの合成も促進される）．
- 浮腫：アルブミンでつくられる膠質浸透圧が小さくなり，組織の水分が血液に吸い出せない，血液中の水分が組織へ移動する減少が起こり浮腫になる．

＊タンパク尿，低タンパク血症は診断の必須条件．高脂血症，浮腫は必須でない．
＊微小変化型ネフローゼ症候群ではステロイド剤を用いる．
＊微小変化型ネフローゼ症候群では血液凝固を抑制する薬剤を投与する．

3.2 腎不全
慢性と急性がある．

3.2.1 慢性腎不全
1) 概　要
数か月，数年間にわたって持続性に機能不全になって起こる状態．糸球体がつぶれた状態で，ろ過ができない．

不要なものの排泄ができなくなる：水の蓄積（浮腫，肺水腫，高血圧）
　　　　　　　　　　　　　　　　尿毒症（中枢神経に影響を及ぼす）

2) 診断に関連する臨床検査
- BUN（血清尿素窒素），血清クレアチニン上昇：腎の排泄機能の低下により血中の濃度が上昇する．
- 電解質異常：尿細管（電解質の調節を行っている）まで原尿が達しないので，電解質の調節がうまくいかない．低Na，高K血症，代謝性アシドーシス．
- 内分泌障害：エリスロポエチン低下で貧血，ビタミンDが活性化されないため低Ca血症となる．

表3.2　病期分類

病　期	糸球体ろ過量（GFR）	血清クレアチニン	症　状
第1期：腎予備力の低下期	50 mℓ/分以上	1.4〜1.7 mg/dℓ	ほぼ無症状
第2期：腎機能障害期（代償期）	50〜30 mℓ/分	1.8〜2.5 mg/dℓ	低張尿，夜間多尿
第3期：腎不全期（非代償期）	30〜10 mℓ/分	2.5〜8.0 mg/dℓ	倦怠感，貧血，アシドーシス，尿毒症状出始め
第4期：尿毒症期	10 mℓ/分以下	8.0 mg/dℓ以上	うつ状態，不眠，頭痛，肺水腫，透析必要

3.2.2 急性腎不全
1) 概　要
　急激な腎機能低下で乏尿または無尿，尿毒症などを主徴とする．原因が除去されると腎機能は回復する．乏尿期，無尿期（1日の尿が100 mℓ以下）では，ろ過も再吸収もできない状態となる．
- ・腎前性：腎臓に血液が流れてこない場合（腎臓は悪くないのに血圧が下がった状態）．
- ・腎性：腎そのものが傷害される場合（例えば尿細管の壊死）．
- ・腎後性：尿管や尿道が閉塞した場合（尿路結石などで尿が流れでない）．

2) 診断に関連する臨床検査
　タンパク質の異化が亢進するため血中尿素窒素（BUN）血清尿酸値上昇，高カリウム血症，高リン血症，低ナトリウム血症，低カルシウム血症，代謝性アシドーシスとなる．
- ・慢性腎不全と共通している点：排泄障害と電解質異常―尿素窒素，クレアチニンやKの血中濃度上昇，アシドーシス．
- ・急性腎不全の特徴：尿量の減少．
- ・食事療法：高エネルギー，低タンパク，低Naは基本，水も制限．

3.3 糖尿病性腎症
1) 概　要
　糸球体の血管傷害である．透析導入の原因として最も多い．

表3.3　糖尿病性腎症の病期分類と食事療法

病期	尿タンパク	GFR	エネルギー (kcal/kg/day)	タンパク質 (g/kg/day)	食塩 (g/day)	カリウム (g/day)
第1期 (腎症前期)	正常	正常時に高値	25〜30		制限せず*	制限せず
第2期 (早期腎症)	微量アルブミン尿	正常時に高値	25〜30	1.0〜1.2	制限せず*	制限せず
第3期A (顕性腎症前期)	持続性タンパク尿	ほぼ正常	25〜30	0.8〜1.0	7〜8	制限せず
第3期B (顕性腎症後期)	持続性タンパク尿	低下（60 mℓ/分以下）	30〜35	0.8〜1.0	7〜8	軽度制限
第4期 (腎不全期)	持続性タンパク尿	著明低下（血清Cr上昇）	30〜35	0.6〜0.8	5〜7	1.5
第5期 (透析療法期)	透析療法中		透析時の食事療法			

＊高血圧合併症では7〜8 g/day以下

表3.4 透析時の食事療法

	血液透析（週3回）	腹膜透析
エネルギー（kcal/kg/day）	30～35	29～34
タンパク質（g/kg/day）	1.0～1.2	1.1～1.3
食塩	0.15 g/kg/day	除水量（ℓ）×7.5 g/day
カリウム（mg/day）	1,500	2,000～2,500
リン（mg/day）	700	700
カルシウム（mg/day）	600	600

3.4 慢性腎臓病（CKD）における食事療法

- 慢性腎臓病とは，腎臓の障害（タンパク尿など），もしくは GFR（糸球体濾過量）60 mℓ/min/1.73 m² 未満の腎臓低下が3か月以上持続するもの．
- 推算 GFR は以下の式で算出する．
    $194 \times Cr^{-1.094} \times Age^{-0.287}$（女性は × 0.739）
- 降圧には ACE（アンギオテンシン変換酵素）阻害薬や ARB（アンギオテンシンⅡ受容体拮抗薬）を第一選択とし，降圧目標が達成できないときは第二選択薬として利尿薬か Ca 拮抗薬の併用を考慮する．
- LDL コレステロールを 120 mg/dℓ 未満に管理する．

表3.5

	ステージ		エネルギー (kcal/kg/日)	タンパク質 (g/kg/日)	食塩 (g/日)	カリウム (g/日)
1	GFR ≧ 90	尿タンパク 0.5 g/日未満	27～39		10未満	
		0.5 g/日以上		0.8～1.0	6未満	
2	GFR 60～89	0.5 g/日未満			10未満	
		0.5 g/日以上		0.8～1.0	6未満	
3	GFR 30～59	0.5 g/日未満		0.8～1.0	3～6	2000以下
		0.5 g/日以上		0.6～0.8		
4	GFR 15～29			0.6～0.8	3～6	1500以下
5	GFR < 15			0.6～0.8	3～6	1500以下
5D	透析	血液透析		1.0～1.2	6未満	2000以下
		腹膜透析	27～39 透析液からの吸収分を差し引く	1.1～1.3	尿量（ℓ）× 5+PD除水（ℓ）× 7.5	

リン：透析においてタンパク質（g）× 15 以下
ステージ分類
 1 腎障害は存在するが GFR は正常または亢進
 2 腎障害が存在し GFR 軽度低下
 3 GFR 中等度低下
 4 GFR 高度低下
 5 腎不全

3.5 血清尿素窒素と血清クレアチニン
3.5.1 血清尿素窒素（BUN）
- 血漿中の尿素としての窒素：肝臓の尿素回路で産生され，アミノ酸のアミノ基由来．基準値：8～20 mg/dℓ
- BUN 増加に影響を与える因子（腎機能だけの影響を受けて増減するものではない）
  ① 原料となるアミノ酸が増加：タンパク質の過剰摂取や消化管出血が原因（血液には 7 g/dℓ のタンパク質が含まれており，20 mℓ 出血しただけでも 1.5～2 g 程度のタンパク質を消化吸収することになる．正常人は 1 日に約 1.2～1.3 g/kg のタンパク質を摂取している）．
  ② 異化の亢進：栄養不良の状態の持続，ステロイド剤（異化亢進作用あり）投与の持続（エネルギー不足によって，筋肉の分解を始める：アミノ酸をアラニンに変え肝臓で糖を合成する）．
  ③ 腎機能障害：腎機能が障害されることによって，BUN が排泄されず，血中にたまることになる．

3.5.2 血清クレアチニン
- クレアチン（筋肉中にクレアチンリン酸として存在してエネルギー源となる）は，非酵素的に脱水開環され，クレアチニンとなる．
- 血清濃度は，腎機能と筋肉量にだけ依存し，食事や尿量の影響を受けにくい．

3.5.3 BUN/クレアチニン比
- 正常の場合その比は約 10 である．
- BUN は，腎機能以外の因子の影響を受けるが，クレアチニンは，腎機能の影響を強く受ける．
- 腎機能障害だけが起こっている場合，BUN もクレアチニンも両方とも上昇するので比は 10 を保つ．
- 消化管出血や異化が加わると BUN の上昇がクレアチニンを上回るので，比は 10 以上になる．
- この比は慢性腎不全患者（血小板機能障害のため出血傾向にある）の治療後の経過観察に用いられる．

3.6 利尿薬
3.6.1 ループ利尿薬
最も強力な利尿薬．
1）作用機序
ヘンレ係蹄上行脚に作用し，ナトリウムの再吸収を阻害する→ナトリウム利尿が生じる．

2）なぜ低カリウム血症になるか
ナトリウム再吸収が阻害され，集合管に大量のナトリウムが到達すると，そこでナトリウムの再吸収が起こりカリウムと交換され，カリウムの分泌が促進される→低カリウム血症になる．

3.6.2 サイアザイド系利尿薬
1) 作用機序
遠位尿細管に作用し，ナトリウムの再吸収を阻害する→ナトリウム利尿が生じる．低カリウムになる機序もループ利尿薬と同様．

3.6.3 カリウム保持性利尿薬（アルドステロン拮抗薬）
1) 作用機序
集合管のアルドステロン作用を阻害し，ナトリウム再吸収を阻害する→ナトリウム利尿が生じる．

2) なぜ高カリウム血症になるか
集合管でのナトリウム再吸収が阻害されれば，本来交換系で分泌されていたカリウムの分泌が抑制され，高カリウム血症になる．

4 内分泌疾患

表4.1

	機能亢進	機能低下
甲状腺	バセドウ病（グレーブス病） 　20～40歳女性に多い 　眼球突出 ┐ 　甲状腺腫 ├ メルセブルクの3主徴 　頻脈　　 ┘ 　動悸，食欲亢進 　基礎代謝亢進，体重減少 　低コレステロール 　TSHは低下	クレチン症 　小児の先天性甲状腺機能低下症 　成長遅延 粘液水腫 　中年女性に多い 　皮膚，顔面にムコ多糖による浮腫 橋本病 　甲状腺自己抗体による慢性甲状腺炎 　中年女性に多い 一般的な症状 　高コレステロール 　TSHは上昇，徐脈 　ヨード不足でも起こる
副腎皮質	クッシング症候群 　コルチゾール過剰 　（ACTH過剰によるものをクッシング病という） 　満月様顔貌・中心性肥満 　脂肪分布異常（体幹に脂肪が集中），高血圧（アルドステロン作用），糖尿病（糖新生亢進，インスリン抵抗性大），筋萎縮（タンパク分解亢進），骨粗鬆症（ビタミンD作用抑制，Ca排泄促進）	アジソン病 　体重減少（コルチゾール欠乏） 　低血糖（　〃　） 　疲労感（　〃　） 　低血圧（アルドステロン欠乏） 　原発性の場合ACTH活性上昇→メラニン細胞刺激

4.1 脳下垂体疾患
① 巨人症：成長ホルモンの過剰分泌によって起こる．
② 末端肥大症：骨の発育停止後の成長ホルモン過剰分泌によって起こる．
③ 尿崩症：抗利尿ホルモン（バゾプレッシン）の分泌低下によって起こる．
　　　　　尿量が増大し，尿比重が低下する．

4.2 甲状腺疾患
4.2.1 甲状腺機能亢進症（バセドウ病）
- 甲状腺ホルモンの過剰によって起こる．
- バセドウ病は甲状腺ホルモン刺激ホルモン受容体に対する自己抗体が産生され，甲状腺ホルモンの分泌が増加する疾患．男性より女性（若い女性）に多い．
- バセドウ病の3大主徴：甲状腺腫大，眼球突出，頻脈．その他体重減少，振戦など．
- 甲状腺機能亢進症では，食欲は増進するが基礎代謝が亢進するので，体重は減少する．
- 酸素消費量は増加する．
- 肝グリコーゲン量は減少する（糖の利用促進のため）．
- 尿中尿素窒素排泄が増加する（タンパク質の分解促進のため）．
- 甲状腺ホルモンが過剰なので，フィードバック阻害により甲状腺刺激ホルモンは低値になっている．
- 基礎代謝亢進のため高エネルギー，高糖質，高タンパク質，ビタミン，ミネラルを十分に摂取する．

4.2.2 甲状腺機能低下症（クレチン症，粘液水腫）
- 甲状腺ホルモンの産生が低下した病態．原発性のものが多い．
- 甲状腺機能低下症では，基礎代謝が低下，心機能低下，体温低下，皮膚の乾燥が生ずる．
- クレチン病：小児の場合，基礎代謝の低下により成長が阻害される．
- 粘液水腫：成人の場合，全身に粘液物質（ムコ多糖類に富むタンパク質）がたまる状態．
- 粘液水腫による浮腫はナトリウム制限食では改善されない．
- 血中甲状腺刺激ホルモン濃度は増加する．
- 血中コレステロール濃度は増加する．これはコレステロールの産生の速度に対し分解の速度が低下するためである．

4.2.3 橋本病
- 甲状腺に対する自己免疫疾患で慢性の炎症性疾患．中年の女性に多い（頻度高い）．
- 甲状腺の働きが低下することがあるが，正常の場合も多い（甲状腺ホルモン合成を代償できなくなると甲状腺機能低下症となる）．

4.3 副甲状腺疾患
4.3.1 副甲状腺機能亢進症
パラトルモンの分泌過剰により高カルシウム血症となり，尿路結石も起こしやすい．

4.3.2 副甲状腺機能低下症

血中のカルシウムイオン濃度が低下して，神経と筋肉の興奮性が高まりテタニーと呼ばれる筋肉のけいれんが見られる．

4.4 副腎皮質疾患
4.4.1 副腎皮質機能亢進症

- **クッシング症候群**：副腎皮質からコルチゾールが過剰分泌される疾患．糖新生亢進，タンパク質分解亢進，骨粗鬆症となる．
- **クッシング病**：副腎皮質刺激ホルモンの過剰分泌により，副腎皮質からコルチゾールが過剰分泌される疾患．中心性肥満（顔や胴体に脂肪が沈着する）をきたすがエネルギー制限の必要はない．
- アルドステロン症：副腎皮質の腫瘍などによって，アルドステロンが過剰分泌される疾患．高血圧，低カリウム血症が生じる．

4.4.2 副腎皮質機能低下症（アジソン病）

- 副腎皮質ホルモンの低下によって起こり，低血糖，低血圧，皮膚や口腔粘膜にメラニン色素の沈着が見られる疾患．
- 低血糖になるので，高エネルギー，高糖質食とする．
- 低ナトリウム血症，高カリウム血症（アルドステロン欠乏）になるので，食塩を補給し，カリウム含量の多い食品を避ける．

5 代謝疾患

5.1 糖尿病
1）概　要

インスリンの不足またはインスリンの作用の低下で起こり，慢性高血糖を特徴とする代謝疾患である．

1型糖尿病と2型糖尿病がある．

ⅰ．1型糖尿病

- 膵臓のランゲルハンス島からインスリンが分泌されない．
- ウイルス感染や自己免疫作用で自分の膵臓を攻撃してしまう．
- 若年者に多く，特定のHLA抗原に相関があるといわれている．
- 急に発症して重症になりやすい．脂肪の利用が高まりケトン体が増加しアシドーシスになる．
- 治療はインスリン投与と共に食事，運動療法を行う．

ⅱ．2型糖尿病

- インスリンは分泌されているが，細胞のインスリン受容体が鈍感になっている．
- インスリン作用不足により，グルコースの細胞内取込みの低下，解糖系代謝抑制，糖新生系亢進が見られる．
- 高血糖が持続すると，微小血管障害の発症頻度が高くなる．

- 成人では 75 g グルコース経口負荷試験が行われる．
- 尿糖の排泄閾値は約 170 mg/dℓ である．
- 遺伝因子と肥満，運動不足，妊娠などの相互作用によって発症する．
- 肥満では脂肪細胞からアディポサイトカインの一種 TNF-α が分泌され，インスリン抵抗性を惹起する．
- 中年以降に多く，発症は緩やかでアシドーシスに進むことはまれである．
- 治療はまず食事，運動療法それからインスリンを投与．
- 即効型インスリン分泌促進薬は食事直前に服用する．
- α グルコシダーゼ阻害薬服用中の低血糖発作にはグルコースを投与する．
- 妊娠中の糖尿病患者で，薬物療法が必要な場合は，インスリンを使用する．
- 心不全を合併する糖尿病患者には，インスリン抵抗性改善薬は禁忌である．

表5.1

	1 型糖尿病	2 型糖尿病
糖尿病に占める割合	数 %	95～97%
発症年齢	小児～青年期に多い	中～高年に多い
発症機構	自己免疫疾患による膵臓β細胞破壊	インスリン分泌低下 インスリン抵抗性
肥満	まれ	肥満または肥満の既往
ケトーシス	起こしやすい	まれ
遺伝素因	明らかでない	濃厚
HLA	関連あり	関連なし
治療	1. インスリン注射（3～4 回 / 日） 2. 食事療法 3. 運動療法	1. 食事療法 2. 運動療法 3. 経口血糖降下薬またはインスリン投与
ウイルス感染の先行	あり	なし
発病	急速	緩徐

その他として，遺伝子の異常，膵外分泌疾患，内分泌疾患，肝疾患，感染症などによるもの，妊娠糖尿病がある．

糖尿病の合併症

グルコース中毒により血管が傷害される．合併症で代表的なものは，細小血管症として現れ，毛細血管の基底膜の肥厚による血管障害が基本である．糖尿病性末梢神経障害，糖尿病性網膜症，糖尿病性腎症が 3 大合併症といわれている．それ以外にも，動脈硬化による脳梗塞・狭心症・心筋梗塞・糖尿病性壊疽などがある．

- 糖尿病性末梢神経障害

  手足のしびれ，こむら返り，疼痛，知覚鈍麻，温痛覚低下など．

- 糖尿病性網膜症

  毛細血管瘤から網膜出血，網膜剥離，硝子体出血へと進み失明のおそれがある．

- 糖尿病性腎症

微量アルブミン尿から始まり持続性タンパク尿，腎不全に至る．
2型糖尿病患者に多い．
進行防止のために血糖，血圧，血中脂質のコントロールが重要．

糖尿病の診断

糖尿病診断基準のフローチャートは次の通りである．従来HbA$_{1c}$は補助的な役割であったが，今回の改正で血糖値と並んで重要視されるようになった．したがって1日の血糖値とHbA$_{1c}$の検査で糖尿病と診断することが可能となった．

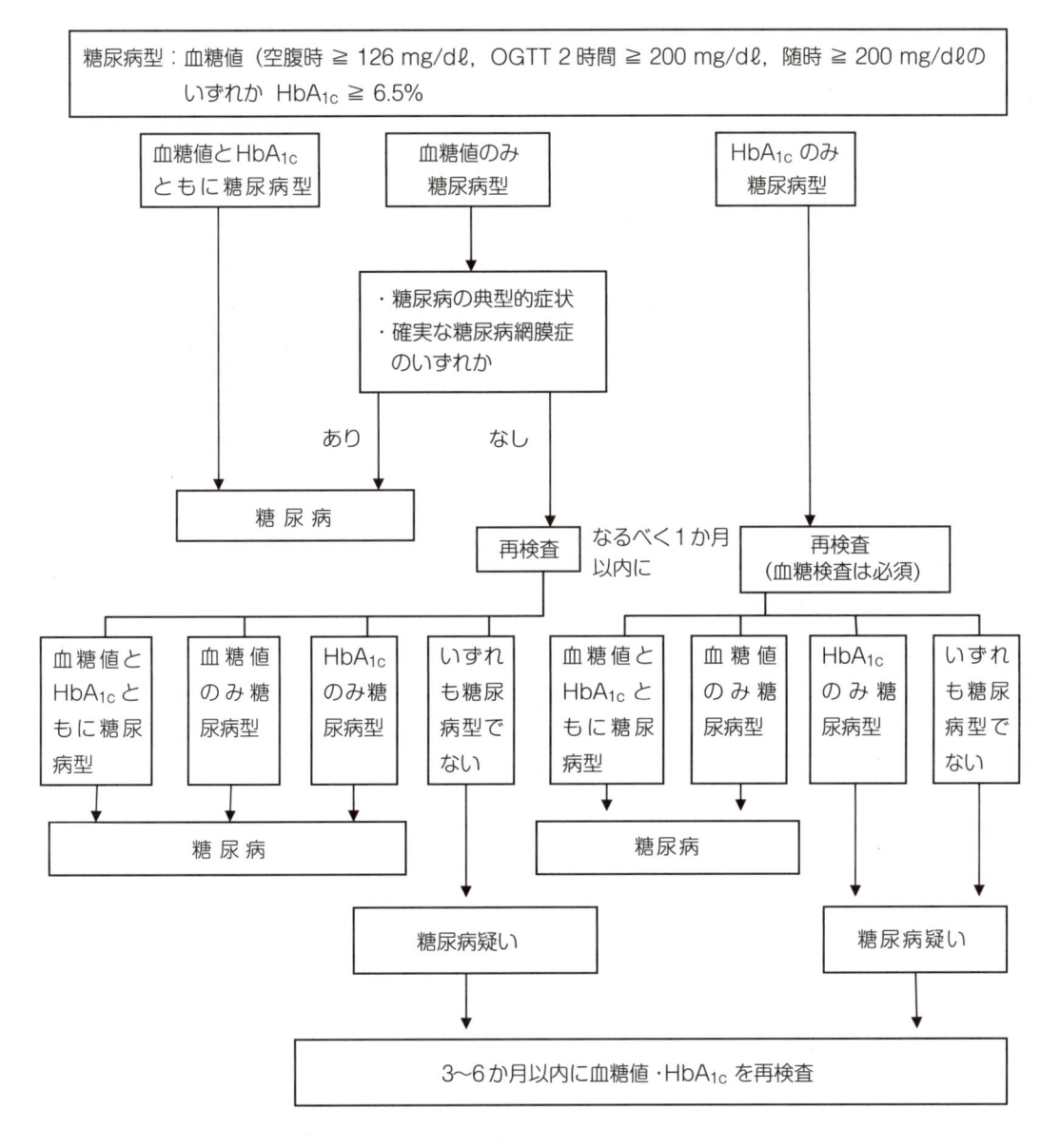

図5.1 糖尿病診断基準のフローチャート

2）診断に関連する臨床検査
血糖値
空腹時血糖（mg/dℓ）

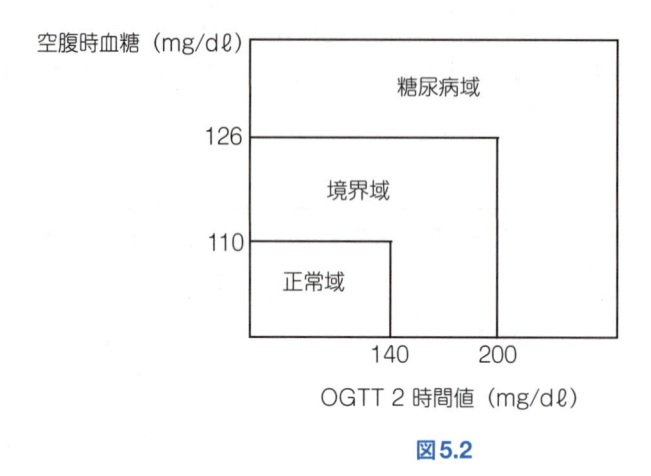

図5.2

［その他の検査］
① ヘモグロビン A_{1c}（HbA_{1c}）：グルコースがヘモグロビンに結合した化合物．1～2か月前の平均血糖値を示す．基準値：4.3～5.8%
② フルクトサミン：グルコースが血漿タンパク質と結合した糖化タンパク質．1～2週間前の平均血糖値を示す．基準値：205～285 μmol/ℓ
③ 1,5アンヒドログルシトール（1,5AG）：1,5AGは本来腎糸球体でろ過されたあと，99.9%は再吸収される物質であるが，グルコースと構造が似ているので，尿糖排泄が多いと再吸収が阻害され，血中1,5AGが低下する．基準値：14 μg/mℓ 以上
④ グリコアルブミン：グルコースがアルブミンに結合した化合物．アルブミンの半減期が短いため HbA_{1c} より速く大きく変動する．1～4週間の血糖値を反映する．
基準値：12.4～16.3%（糖化アルブミン）

5.2 脂質異常症
1）概　要
　LDLコレステロール，トリグリセリドの異常高値，HDLコレステロールの異常低値を総称していう．
　スクリーニングのための診断基準は次のとおりである．
　　　高LDLコレステロール血症：LDLコレステロール ≧ 140 mg/dℓ
　　　低HDLコレステロール血症：HDLコレステロール ＜ 40 mg/dℓ
　　　高トリグリセライド血症：トリグリセリド ≧ 150 mg/dℓ
　LDL-Cは直接測定するかFriedewaldの式で計算（TGが400 mg/dℓ 未満の場合：LDL-C = TC － HDL-C － TG/5）．
　ほとんど自覚症状がなく，健診などで発見されることが多い．また，原発性のものと二次性の

ものがある．

2）診断に関連する臨床検査

ⅰ．原発性：家族性．先天的な LDL レセプターの欠損．
ⅱ．二次性：続発性．
- 糖尿病：インスリンの相対的不足から，脂肪分解による遊離脂肪酸の放出増加が起こり，肝での VLDL 合成が増加する．
- 甲状腺機能低下症：甲状腺ホルモンの低下によって，コレステロールの異化，排泄が低下する．
- クッシング症候群：グルココルチコイド過剰になる結果，脂肪組織から脂肪酸の動員が増加し肝での脂肪合成が亢進．
- ネフローゼ症候群：低アルブミン血症代償のため肝でのタンパク合成が亢進し，VLDL 合成が亢進する．

危険因子

- 高血圧は，脳卒中や冠動脈疾患の危険因子である．
- 喫煙は，冠動脈疾患，脳卒中の危険因子である．
- 糖尿病は，冠動脈疾患，脳卒中の危険因子である．
- 男女とも加齢とともに冠動脈疾患の発症率は高くなるが，女性は男性よりも年齢分布が 10 年高年齢の方に偏る．
- 冠動脈疾患の家族歴，特に第一度近親者の家族歴，早発性冠動脈疾患の家族歴は，冠動脈疾患の強い危険因子となる．
- 低 HDL-C 血症は冠動脈疾患の危険因子である．
- 高トリグリセライド血症は，冠動脈疾患の危険因子である．

表5.2 高脂血症の分類（WHO の表現型分類）

型	増加リポタンパク	コレステロール	中性脂肪	動脈硬化	頻度	食事療法
Ⅰ型	キロミクロン	↑	↑↑	少	まれ	脂肪制限
Ⅱa型	LDL	↑↑	→	促進	++	エネルギー制限 コレステロール制限
Ⅱb型	LDL VLDL	↑	↑	促進	++	エネルギー制限，糖質，アルコール制限
Ⅲ型	IDL	↑	↑	促進	少	同上
Ⅳ型	VLDL	→	↑↑	少	+++	同上
Ⅴ型	VLDL キロミクロン	↑	↑↑	少	まれ	エネルギー，糖質，アルコール，脂肪制限

5.3 高尿酸血症・痛風

1) 概　要
i．高尿酸血症：プリン体の代謝産物である尿酸が過剰になった状態（7 mg/dℓ 以上）．
ii．痛風：尿酸が蓄積し，結晶として析出し，急性関節炎発作を起こした状態．
原因として
- 外因性のもの：プリン体，核酸の多い食事，高脂肪食，過剰飲酒，肥満，激しい運動など．
- 内因性のもの：遺伝的要因，尿酸過剰産生（プリン体合成亢進，白血病などの細胞破壊に伴うもの），腎機能低下による尿酸排泄低下（8割くらいを占める）．

2) 診断に関連する臨床検査
- 尿酸は食事中のプリン体より体内でつくられるプリン体の方が影響が大きい．
- 男性は女性に比べて高値になりやすい（エストロゲンが尿酸排泄を促進する）．
- 発作は足の親指の関節に生じることが多い．
- 高尿酸が長期に継続すると，約10%に痛風を発症する．
- 初回発作は1週間程度で回復し，数か月〜数年発作は起こらないが，繰り返すことがある．

3) 食事療法
- 総エネルギーを適正化し，バランスのよい食事内容にする：多くの場合肥満，糖尿病，高脂血症を伴っている．
- プリン体の生成を抑制する：アミノ酸の過剰摂取を防ぐためタンパク質の過剰摂取を防ぐ．
- 尿酸の体外排泄を促進する：水分を多く摂取する（酸性になると結晶化しやすい）．脂肪やアルコールは尿酸の排泄を阻害するので過剰摂取を防ぐ．
- プリン体の摂取を抑制する：極端な制限は必要ないが過剰摂取は避ける（発作時にはコルヒチンや消炎剤が有効）．
- 食塩制限：ナトリウムは尿酸沈着を促進する．
- 緑黄色野菜，海草，果物摂取．

4) 治　療
- 激しい運動を避ける．
- コルヒチン：白血球の遊走を阻害する．発作の予防，発作の前兆があるときに有効．
- アロプリノール：尿酸生成抑制薬．プリン代謝経路の最終段階に働くキサンチンオキシダーゼを阻害する．

6 骨疾患

6.1 骨粗鬆症

1) 概　要

　骨塩（カルシウム，リンなど）と基質（コラーゲン）が並行して減少する疾患．原発性のものは老人性骨粗鬆症と閉経後骨粗鬆症に分けられる．

　破骨細胞による骨吸収が，骨芽細胞の骨形成を上回る状態で引き起こされる．

　エストロゲン減少，パラトルモン分泌増加，カルシトニン分泌低下，ステロイド投与，カルシウム摂取不足などが原因．

2) 診断に関連する臨床検査

- エストロゲン減少により破骨細胞の活性亢進，骨芽細胞の活性低下が生じる．
- パラトルモンの分泌増加により破骨細胞による骨吸収が亢進する．
- カルシトニン分泌低下により破骨細胞の活性抑制の阻害が生じる．
- ステロイド（グルココルチコイド）は腸管からのカルシウム吸収抑制，腎尿細管でのカルシウム再吸収抑制，破骨細胞の活性化作用がある．
- 血清 ALP 活性値は上昇する：骨吸収亢進の結果，代償的に骨形成も亢進する．
- 骨密度は原則として腰椎骨密度とする（日本骨代謝学会による原発性骨粗鬆症の診断基準）．
- 脊椎，大腿骨頚部（足の付け根），橈骨遠位端（手首）の骨折が多い．
- カルシウム：リン比は 1：1 ～ 1：2 が望ましい．
- ビタミン K 摂取により骨量は増加する．
- タンパク質の過剰摂取はカルシウムの排泄を促す．
- 牛乳，乳製品，小魚，海藻，野菜などと良質のタンパク質を適量，バランスよく摂取し，適度な運動を行うことが，予防につながる．
- 女性は特に閉経後に備え，カルシウムの摂取をしておく必要がある．

6.2 骨軟化症，くる病

1) 概　要

　新しく形成される骨組織に，カルシウムとリンが沈着しないために，骨の石灰化が障害されて起こる．

- 脊柱の弯曲，骨盤の変形と痛みなどが主な症状．
- ビタミン D の摂取不足はくる病をまねく．
- カルシウムとビタミン D および日光浴が必要である．

2) 診断に関連する臨床検査

- 血清 ALP 活性値は上昇する：骨芽細胞が活発化し，骨芽細胞由来の ALP 活性が上昇する．
- 血中リン濃度は低下することが多い：尿中へのリンの排泄が増加するため．
- 血中カルシウム濃度は低下している．

7 メタボリックシンドローム

内臓脂肪型肥満（メタボリックシンドローム）の予防・解消に重点をおいた生活習慣病予防のための新しい健診制度で，各医療保険者は実施が義務づけられている．

これまで行われてきた健診・保健指導は，病気の早期発見・早期治療を目的としていたが，今回の特定健診ではメタボリックシンドロームに着目し，生活習慣病予防のための保健指導を必要とする人を選別するためのものである．生活習慣病は一般的に自覚症状がないまま進行するため，この健診の受診では対象者の生活習慣を振り返る絶好の機会と位置づけることができる．特定健診では，全ての対象者が受診しなければならない基本的な健診項目と医師の判断により受診しなければならない項目（詳細な健診項目）に分けられるが，それぞれの結果をもとに，内臓脂肪蓄積の程度とリスクの高さに応じて，動機付け支援と積極的支援のレベル別に特定保健指導を行う．

① **動機付け支援**：医師，保健師，栄養士等の指導のもとに行動計画を作成し，生活習慣改善に取り組めるように原則1回の動機付けを行い，計画どおりの効果が出ているかなどを評価する．
② **積極的支援**：医師，保健師，栄養士等の指導のもとに行動計画を作成し，生活習慣改善に取り組めるように3か月以上の定期的・継続的な働きかけを行い，計画どおり効果が出ているかなどを評価する．方法は個別支援，グループ支援，電話，Eメールなどで行う．

＊**診断に関連する臨床検査（ガイドライン参照）**
- 血圧測定
- 脂質検査：中性脂肪，HDL-C，LDL-C
- 肝機能検査：AST, ALT, γ-GT
- 糖代謝検査：血糖，HbA_{1c}
- 尿検査：尿糖，尿タンパク
- 選択検査

医師の診察で不整脈や脈拍数の異常があれば心電図，顔や眼瞼結膜が貧血様であれば血液の貧血検査，さらに糖尿病が疑われる場合には網膜症の有無を確認するために眼底検査などを医師の裁量で施行する．

8 貧 血

貧血とは，WHOの基準で「血液単位容積当たりの血色素量（ヘモグロビン）の減少」とされ，症状として動悸，息切れ，めまい，易疲労感などがある．

＊**貧血の原因**
　ⅰ．赤血球の産生低下 ┐
　　　　　　　　　　　├── 慢性炎症や腫瘍による二次的貧血または鉄欠乏性貧血に多い
　ⅱ．赤血球の破壊の亢進 ┘
　ⅲ．出血による血液の喪失

出血による血液の喪失あるいは赤血球産生の低下が頻度としては多く，慢性炎症や腫瘍による2次的貧血あるいは鉄欠乏性貧血が多く見られる．

① 鉄欠乏性貧血
  ・体内の鉄の減少で赤芽球のヘモグロビン合成が障害されて発症する．
  ・鉄欠乏性貧血の原因は，鉄の摂取量不足，鉄の喪失の増大，鉄の吸収不良によることが主な原因で，小球性低色素性となりMCV（80 fℓ 以下），MCHC（30％以下）ともに低下する．
  ・男性では消化管出血，女性では生殖器からの出血（月経，子宮筋腫）による鉄の喪失増加に起因することが多い．
  ・食事から1日に10～20 mg（成人男性が1日10 mgに対し，成人女性は1日12 mg必要）の鉄が摂取されていても，一般に吸収率は約10％である．
  ・体内の鉄のうち，胆汁，糞便，汗，尿に約0.5～1 mg/day，月経として20～40 mg/月が失われる．
  ・フェリチンは鉄と結合して肝臓や骨髄に鉄を貯蔵するタンパク質である．血清フェリチン値は鉄欠乏状態では低下（15 ng/mg以下）する．潜在性鉄欠乏状態とは貯蔵鉄である血清フェリチン値は低下（15 ng/mg以下）するが，ヘモグロビン値は低下していない場合をいう．
  ・国民栄養調査では血中ヘモグロビン量が成人男子で14 g/dℓ未満，成人女子で12 g/dℓ未満を低値者としている．
  ・鉄欠乏性貧血（小球性低色素性貧血）では，血清鉄は低下（60 μg/dℓ以下）し，総鉄結合能，不飽和鉄結合能が上昇する．
  ・肉・魚には吸収率のよい2価のヘム鉄が多く，穀類・海草には吸収率の悪い3価の非ヘム鉄が多い．Fe^{2+}はビタミンC，糖質，アミノ酸などと結合して可溶性を維持しつつ十二指腸に運ばれて吸収される．ビタミンCは，鉄の可溶化とFe^{2+}への還元を促進するので鉄吸収を促進する．
  ・食物中の3価の鉄は胃酸によって2価となり，吸収されやすくなる．
  ・鉄の吸収を促進するために，香辛料などを適当に使用して胃液の分泌を促すのもよい．
  ・鉄はタンニンと結合するとタンニン鉄となり，水に溶けず吸収が悪くなる．鉄欠乏性貧血の場合，緑茶，コーヒーなどタンニンを多く含むものを摂取することは好ましくない．
  ・鉄剤を内服する際には緑茶・コーヒーなどの飲用は，その1時間前後は禁止する．

② 巨赤芽球性貧血
  ・巨赤芽球性貧血は，ビタミンB_{12}と葉酸の欠乏により赤芽球の核酸合成が阻害されて起こる．
  ・巨赤芽球性貧血のうちで，特に胃粘膜から分泌される内因子が欠如してビタミンB_{12}の吸収障害によって起こる貧血を悪性貧血という．
  ・鉄欠乏性貧血と巨赤芽球性貧血は栄養に起因するので，栄養性貧血と総称する．
  ・外科的に胃を切除すると，胃液のキャッスル内因子が不足し，ビタミンB_{12}の小腸からの吸収不全が起こり，巨赤芽球性貧血となる．

③ 溶血性貧血
  ・赤血球の破壊が亢進し，その寿命が短縮するために起こる貧血を溶血性貧血という．溶血性貧血は，種々の原因により，赤血球の寿命の短縮，崩壊が亢進した結果として起こる．
  ・溶血性貧血では，貧血のほかに黄疸，間接型ビリルビンの増加，便や尿中のウロビリン

体の増加がみられる．

④ 再生不良性貧血

再生不良性貧血は，骨髄の造血機能低下によりすべての血球数が減少する疾患である．貧血の症状（易疲労性，動悸・息切れ），白血球減少による易感染性，血小板減少による出血傾向がみられる．

*診断に関連する臨床検査

ヘモグロビン，ヘマトクリット，赤血球数から赤血球指数*（恒数）を求め貧血の種類を分類する．赤血球の大きさを表す指標であるMCVによって，貧血は図8.1のように分類される．MCVが健常より小さくなる小球性貧血とは，鉄欠乏性貧血，サラセミア，鉄芽球性貧血などで，MCVが健常より大きくなる大球性貧血とは，ビタミンB_{12}が欠乏して発症する悪性貧血や葉酸欠乏の巨赤芽球性貧血などが考えられる．MCVが正常な場合は正球性貧血であり，溶血性貧血や再生不良性貧血などが考えられる．網赤血球数も貧血の鑑別診断に重要な検査で，骨髄における血球数産生を反映している．貧血があり，白血球増加が認められた場合は，末梢血液像の検査や骨髄像の検査を行い他の血液疾患がないかを調べる．またヘモグロビン，ヘマトクリット，赤血球数のすべてが上昇した場合には多血症が考えられる．

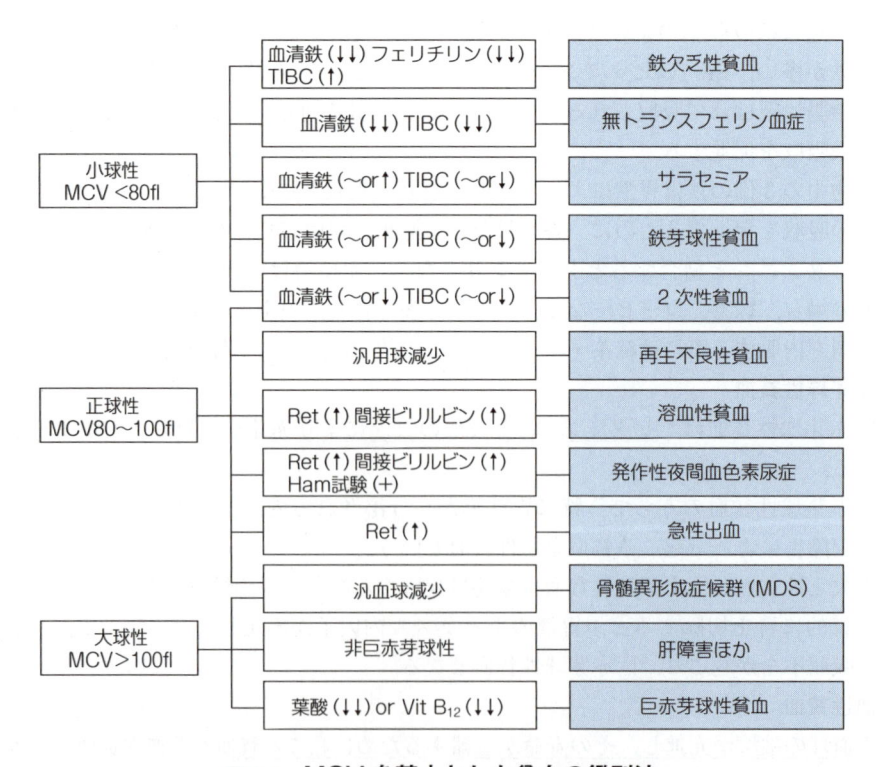

分類	検査所見	疾患
小球性 MCV <80fl	血清鉄(↓↓) フェリチリン(↓↓) TIBC(↑)	鉄欠乏性貧血
	血清鉄(↓↓) TIBC(↓↓)	無トランスフェリン血症
	血清鉄(〜or↑) TIBC(〜or↓)	サラセミア
	血清鉄(〜or↑) TIBC(〜or↓)	鉄芽球性貧血
	血清鉄(〜or↓) TIBC(〜or↓)	2次性貧血
正球性 MCV80〜100fl	汎用球減少	再生不良性貧血
	Ret(↑) 間接ビリルビン(↑)	溶血性貧血
	Ret(↑) 間接ビリルビン(↑) Ham試験(+)	発作性夜間血色素尿症
	Ret(↑)	急性出血
大球性 MCV>100fl	汎血球減少	骨髄異形成症候群(MDS)
	非巨赤芽球性	肝障害ほか
	葉酸(↓↓) or Vit B_{12}(↓↓)	巨赤芽球性貧血

図8.1 MCVを基本とした貧血の鑑別法

＊赤血球指数（恒数）の算出
  ⅰ．MCV（平均赤血球容積　mean corpuscular volume）
      = Ht（%）/RBC（10^6/mm^3）× 10（fℓ）
  ⅱ．MCH（平均赤血球ヘモグロビン量　mean corpuscular hemoglobin content）
      = Hb（g/dℓ）/RBC × 10（pg）
  ⅲ．MCHC（平均赤血球ヘモグロビン濃度　mean corpuscular hemoglobin concentration）
      = Hb/Ht × 100（%）

9 悪性腫瘍

- 悪性腫瘍（がん）は，わが国の死因第1位の疾患であり，高齢化の進行に伴い，罹患率も増加している．がんの予防，早期発見，早期治療により，がん医療の水準向上が図られている．
- がん診療は早期発見，早期治療が原則であり，その中心には画像診断（PET，MRI，CT，超音波検査），遺伝子診断，腫瘍関連タンパク（腫瘍マーカー）の証明など早期診断に繋がる医療技術の進歩によるものが大きい．
- 現在の腫瘍マーカーの多くは的確に腫瘍の存在や部位などを表現することは困難であるが，いくつかの検査を組み合わせることで診断確率を高めている．
- 腫瘍マーカーの多くは診断感度，特異度が低いのが難点である．
- 多くの腫瘍マーカーと称するタンパクは生体内ではほとんど検出されない程の微量で，そのオーダーは $10^{-8} \sim 10^{-9}$ g（ng/mℓ：ナノグラム）である．
- 図9.1は一般的に臓器に変異あるいは「がん化」した時に測定される腫瘍マーカーとの関連を示したものである．

＊診断に関連する臨床検査
- 腫瘍マーカーは，正常細胞ではほとんど産生されずがん細胞が産生する物質，あるいはがんに反応して非がん細胞が産生する物質で，がん患者では血中に増加することから腫瘍マーカーと総称される．
- 腫瘍マーカーは複数臓器で産生されることが多く，CEAなどは肺がん，甲状腺がん，大腸がんで増加する．
- 進行しないと血中で増加しない場合もあり，画像診断の補助診断，治療効果の判定および経過観察に用いられる．
- PSAは比較的臓器特異性の高い前立腺がんのマーカーで，高齢者のがん検診に用いられる．
- 現在，臨床検査としての腫瘍マーカーは50種あり，悪性腫瘍が強く疑われる場合に広く利用されている．
- がん検診では，便の潜血反応検査が行われている．
- 大腸がんでは出血をきたすことから，便中のヘモグロビンを検出する免疫便潜血検査は，大腸鏡などの精査を行う前の集団検診におけるスクリーニング検査として用いられている．

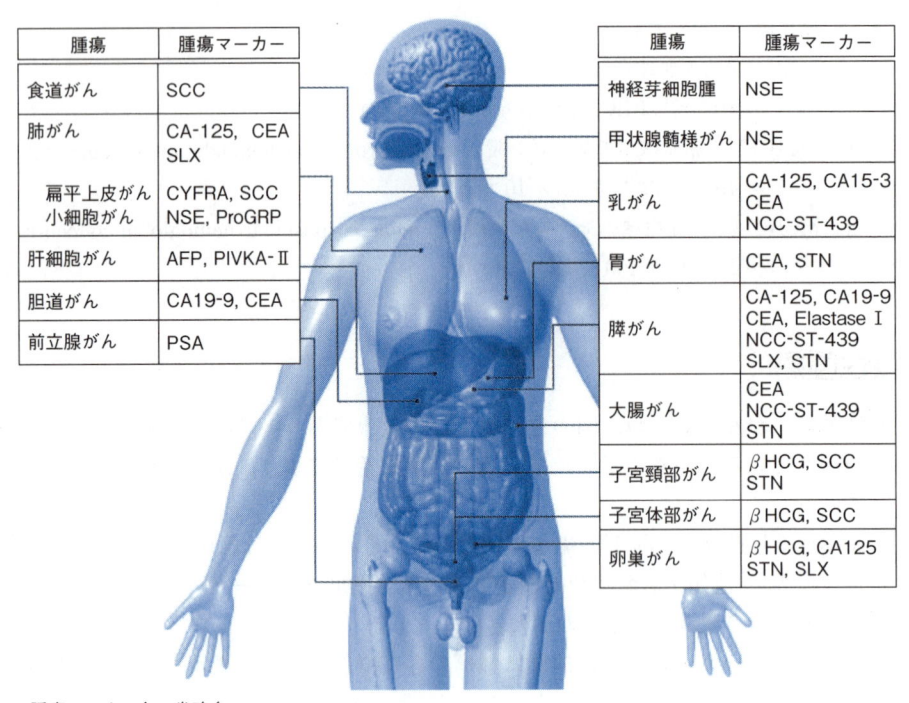

78　2　系統別の主要な疾患の概要

腫瘍	腫瘍マーカー
食道がん	SCC
肺がん	CA-125, CEA SLX
扁平上皮がん 小細胞がん	CYFRA, SCC NSE, ProGRP
肝細胞がん	AFP, PIVKA-Ⅱ
胆道がん	CA19-9, CEA
前立腺がん	PSA

腫瘍	腫瘍マーカー
神経芽細胞腫	NSE
甲状腺髄様がん	NSE
乳がん	CA-125, CA15-3 CEA NCC-ST-439
胃がん	CEA, STN
膵がん	CA-125, CA19-9 CEA, Elastase Ⅰ NCC-ST-439 SLX, STN
大腸がん	CEA NCC-ST-439 STN
子宮頸部がん	βHCG, SCC STN
子宮体部がん	βHCG, SCC
卵巣がん	βHCG, CA125 STN, SLX

腫瘍マーカー名：省略名
α-フェトプロテイン：AFP
糖鎖抗原125：CA125
癌胎児性抗原：CEA
サイトケラチン19フラグメント：CYFRA
エラスターゼⅠ：Elastase Ⅰ
NCC-ST-439：NCC-ST-439
神経特異エノラーゼ（NSE）精密測定：NSE
PIVKAⅡ：PIVKAⅡ
ガストリン放出ペプチド前駆体：ProGRP
前立腺特異抗原：PSA
扁平上皮癌関連抗原：SCC
シアリル Lex-i 抗原：SLX
シアリル Tn 抗原：STN
ヒト絨毛性ゴナドトロピンβ分画コア定量：βHCG

図9.1

表9.1　主な消化器腫瘍マーカー参考値と異常値を呈する代表的疾患

検査項目	健常（基準）値	代表的疾患
AFP	10.0 ng/mℓ 以下	肝臓がん
PIVKA-Ⅱ	40.0 AIU/mℓ 以下	肝臓がん
CEA	5.0 ng/mℓ 以下	大腸がん
CA19-9	37.0 U/mℓ 以下	膵がん
SCC	1.5 ng/mℓ 以下	食道がん
DUPAN-2	150 U/mℓ 以下	膵がん
SLX	38.0 U/mℓ 以下	膵がん
SPan-1	30.0 U/mℓ 以下	膵がん
STN	45.0 U/mℓ 以下	胃がん

表9.2 生殖器系腫瘍マーカー参考値と異常値を呈する代表的疾患

検査項目	健常（基準）値	代表的疾患
PSA	4.0 ng/mℓ 以下	前立腺がん
SCC	1.5 ng/mℓ 以下	子宮頸部がん
CA-125	閉経前 25 U/mℓ 以下 閉経後 40 U/mℓ 以下	卵巣がん
SLX	38.0 U/mℓ 以下	卵巣がん
γSm	4.0 ng/mℓ 以下	前立腺がん

表9.3 主な呼吸器系腫瘍マーカー参考値と異常値を呈する代表的疾患

検査項目	健常（基準）値	代表的疾患
CYFRA	3.5 ng/mℓ 以下	肺がん
SLX	38.0 U/mℓ 以下	肺がん
ProGRP	46.0 pg/mℓ 以下	肺がん（肺小細胞がん）

Key word：悪性腫瘍（がん），腫瘍マーカー，がん検診

10 免疫系疾患

1）食物アレルギー

- 食物アレルギーは，I型アレルギー反応で，重症なものはアナフィラキシー（ショック）と呼ばれてIgE抗体を介した反応である．
- 診断には血中特異的IgE抗体の測定によりアレルゲンを同定する．
- 食事療法としてはアレルギーの原因成分除去を目指すべきで，原因となるアレルゲンの除去ならびに代替食品を用いる．
- 多くの場合は乳児期に発症し，乳幼児の重要な疾患である．症状は成長とともに軽くなっていく傾向にある．
- アレルギーを引き起こす卵，乳，小麦，そば，落花生，えび，かにの7品目が特定原材料として指定されており，食品に表示をしなければならない．特に，食物アレルギーの原因で最も多いのは鶏卵である．
- 臨床検査で利用可能なアレルゲンの種類は多く，アレルゲン特異的IgE検査（RAST検査）として種々の抗原が用意されている．
- RAST検査はバラツキが大きいため，5段階スコアーなどで表示される．

＊診断に関連する臨床検査
　特異的IgE
- 抗原であるアレルゲンが体内に侵入すると，アレルゲンがIgE抗体と結合して肥満細胞表面上で複合体をつくるため，肥満細胞からヒスタミンなどのケミカルメディエーター

が放出され，アレルギー症状が出る．このため，IgEの特異性を調べる．
- 一般的なアレルゲンは動物系のハウスダスト，ダニ，ネコやイヌのフケ上皮ならびにアスペルギルスなどが選択される．
- 食物系アレルゲンは卵白，ミルク，大豆に代表される．
- 植物系ではスギ，ヒノキ，ブタクサなどが代表的である．食物アレルギー，花粉症，蕁麻疹，気管支喘息，アトピー性皮膚炎などの患者は特異的IgEが高値を示す．

2）炎症性疾患

- 炎症は，感染症（<u>扁桃炎，肺炎，急性虫垂炎などの急性細菌感染症</u>），火傷，放射線，紫外線，強酸，強アルカリ等の外因性有害物質の侵襲が生体組織に加わった時に，生体になんらかの器質的変化が起こり，これらに対する修復などの防御反応の過程をいう．
- <u>急性炎症では，好中球の活動が活発になり浸潤</u>（血球が血管から出て炎症局所に集まること）が起こり，ケミカルメディエーター（サイトカインや活性酸素など）の産生がある．
- サイトカインはCRPやSAAなどのタンパク質産生を促す．
- 白血球はケモカインの産生を起こし，炎症反応初期では，補体（C3a，C5a）の産生も誘導される．その結果，<u>発赤，腫脹，発熱，疼痛</u>の炎症四徴が起こる．これに，<u>機能障害</u>を加えて炎症の五徴という．
- <u>滲出液</u>は炎症や腫瘍に由来し，<u>多形核白血球，リンパ球などの細胞成分が比較的多い</u>ので混濁して透明度が下がる．
- <u>濾出液</u>は低タンパク血症や心不全などの浮腫が見られる場合に見られ，<u>タンパク質含有量が低い</u>ので比較的透明であり，血漿成分に近い成分である．

＊診断に関連する臨床検査

ⅰ．白血球数（WBC）

- 白血球は常に外的から生体を守る反応（生体防御反応）に関与しており，感染症などの場合に増加する．
- 白血球は単に数の算定のみならず，それぞれの分画（好中球，好酸球，好塩基球，Tリンパ球，Bリンパ球など）の測定も重要である．

ⅱ．CRP（C反応性タンパク）の変動

- CRP（C-reactive protein；C反応性タンパク）は炎症の指標として，組織崩壊の程度や細菌感染など多くの炎症時に上昇する．
- 主に<u>肝臓</u>で炎症性サイトカインであるIL-6の刺激により，合成されると考えられているため変動する．
- 治療効果の判定に最も鋭敏に反応する検査として用いられているが，疾患（臓器）特異性がないため病気の特定はできない．
- <u>炎症</u>（肺炎，肝炎，腎炎，脳炎，リウマチなど），組織破壊，感染症，手術後には<u>高値</u>を示す．

iii．SAA（血清アミロイドA）の変動
- 血清アミロイドA（serum amyloid A；SAA）は，分子量約12,000の糖を含まないタンパク質で，血中ではHDLの構成アポタンパクとして存在する．組織アミロイドーシスの前駆体と考えられている．
- 主に肝臓で合成され，炎症性サイトカインのIL-1，IL-6，TNFなどにより急性相反応物質として変動する．
- 炎症時には数倍から1000倍に及ぶこともあり，一般的にCRPと同様な変動を示すが，ウイルス感染ではCRPより感度良く反応するといわれている．
- 高値を示す疾患としては，炎症（肺炎，肝炎，腎炎，脳炎，リウマチなど），感染症（ウイルス感染症），手術後がある．

iv．補体（C3，C4）

補体（complement）は，9種類のタンパク質がカスケード（滝のように流れること）で反応して，抗原抗体複合体に結合し，外部からの異物の排除を促進する．
- 補体系の中でも補体3成分（C3），補体4成分（C4）が最も多く含有されており，主に肝臓で合成され，血清の電気泳動ではβグロブリン分画に移動する．
- 異常値を呈する疾患は，悪性腫瘍で高値を示し，SLE，RA，肝硬変，糸球体腎炎，先天性補体欠損症（C4）などで低値を示す．

3）自己免疫疾患

自己免疫疾患とは，非自己（外来の抗原（細菌やウイルス）やがん細胞など）である異物の排除に働く本来の免疫反応が，自己の細胞や組織に対して自己抗体の産生をしたり，自己反応性T細胞の出現が起こり，細胞性免疫に異常が発生することである．この結果，自己の組織に対して攻撃的な過剰反応をして，病的状態になる．多くの例では，自己抗体が検出される．
- 一般的に自己免疫疾患は，免疫グロブリン（IgG，IgM，IgAなど）の量や，Tリンパ球やBリンパ球の数と割合を測定する．あるいはTリンパ球（CD3陽性）中のCD4陽性細胞とCD8陽性細胞の数やバランス（4/8比）を測定して，推測をする．
- 全身性エリテマトーデス（systemic lupus erythematosus；SLE）：体内の自己抗体産生が原因で，全身の炎症や蝶形紅斑などの多彩な症状を起こす自己免疫疾患である．20～30歳代の若い女性に多く発症する疾患で，自己抗体が腎臓の組織に結合して，糸球体腎炎（ループス腎炎）を起こすことがあり，タンパク尿が観察される．
- 重症筋無力症の原因抗体である抗アセチルコリン抗体や，バセドウ病の抗甲状腺ホルモンレセプター抗体の例がある．
- クローン病は消化器系疾患を，1型糖尿病は代謝疾患の項を参照のこと．

＊診断に関連する臨床検査

自己免疫疾患の患者血中には特定の自己抗体（例えば，抗二本鎖-DNA抗体や抗一本鎖-DNA抗体など）が検出される．
- 関節リウマチは自己免疫疾患の中で最も多い疾患の一つで，日本人には70万～80万人

の患者がいると推測されている．
- 関節リウマチ患者の**男女の比率は男性1に対し女性は4で圧倒的に女性に多く発症して**
いる．

    ＊診断基準：発症時期は思春期から閉経期前の女性に多く，診断基準は，主にアメリカリウマチ学会（ARC）の診断基準に沿って行われ，「関節リウマチの確率が高い診断項目7項目の中で4項目以上満たせば90％以上の確率で関節リウマチと診断できる」を使っている．

1. 少なくとも1時間以上持続する"朝のこわばり"
2. 3個以上の関節の腫れ
3. 手関節または中手指骨関節または近位指関節の腫れ
4. 対称性の関節の腫れ
5. 手・指のレントゲン写真上のリウマチ性変化
6. 皮下結節
7. リウマトイド因子陽性

- リウマトイド因子（rheumatoid factor；RF）は糖鎖の一部が欠損した変性IgGの一部に対する自己抗体である．

4）後天性免疫不全症候群（Acquired Immunodeficiency Syndrome；AIDS）

後天性免疫不全症候群はヒトエイズウイルス（human immunodeficiency virus；HIV）感染により起こるウイルス感染症である．

- ヒトのTリンパ球，特に**ヘルパーT細胞（CD4陽性）を特異的に破壊**して，免疫不全を起こすので，日和見感染や悪性腫瘍の発生頻度が高くなる．

3

主要な疾患のガイドラインおよび診断基準

ガイドライン，診断基準など

1. 高血圧ガイドライン
1) 成人における血圧値の分類

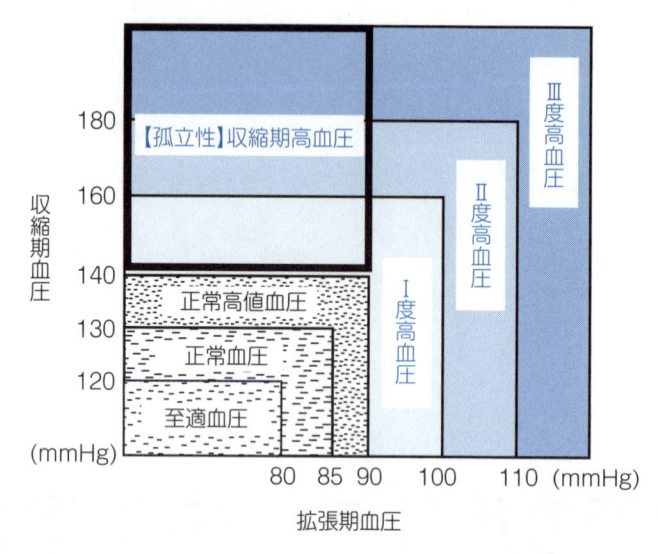

（日本高血圧学会：高血圧治療ガイドライン 2009 版より改変）

2) 血圧に基づいた脳心血管リスクの層別化

		血圧分類			
		正常高血圧 (mmHg) 130〜139/85〜89	Ⅰ度高血圧 (mmHg) 140〜159/90〜99	Ⅱ度高血圧 (mmHg) 160〜179/100〜109	Ⅲ度高血圧 (mmHg) ≧180/≧110
リスク層（血圧以外のリスク要因）	リスク第一層（危険因子がない）	付加リスクなし	低リスク	中等リスク	高リスク
	リスク第二層[*2]（糖尿病以外の1〜2個の危険因子，メタボリックシンドロームがある）	中等リスク[*1]	中等リスク	高リスク	高リスク
	リスク第三層[*3]（糖尿病，CKD，臓器障害/心血管病，3個以上の危険因子のいずれかがある）	高リスク[*1]	高リスク	高リスク	高リスク

[*1] 正常高値における中等リスク，高リスク群の治療は高血圧管理計画に基づくが，ここでは総心血管リスクの管理が重要である．
[*2] リスク第二層のメタボリックシンドロームとは血圧レベル以外の肥満と脂質異常症あるいは糖尿病にいたらない糖代謝異常の合併を意味する．
[*3] 他の危険因子がなく肥満と脂質代謝異常があれば血圧レベル以外の危険因子は2個であり，リスク第二層になるが，他に危険因子があれば危険因子の合計は3個以上になり，リスク第三層になる．

（日本高血圧学会：高血圧治療ガイドライン 2009 版より改変）

2. 糖尿病ガイドライン

1) 75g経口ブドウ糖負荷試験における診断基準

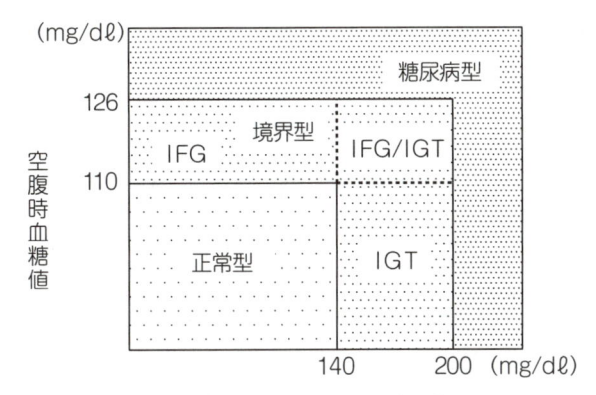

```
(mg/dl)
                                    糖尿病型
126
             境界型
              IFG       IFG/IGT
110
             正常型        IGT

                       140    200  (mg/dl)
             ブドウ糖負荷試験2時間値
```

IFG：impaired fasting glycemia，IGT：impaired glucose tolerance

「糖尿病型と判定する」検査結果と糖尿病の診断

次の1～3のいずれかに該当する場合は「糖尿病型」と判定される．

1. 随時（食事や採血の時間に関係なく）血糖値が 200 mg/dℓ 以上が確認された場合．
2. 早朝空腹時血糖 126 mg/dℓ 以上が確認された場合．
3. 75 g 糖負荷試験で2時間値 200 mg/dℓ 以上が確認された場合．

さらに別の日に検査して1～3の値いずれかで「糖尿病型」が確認されれば糖尿病と診断する．

(日本糖尿病学会編：糖尿病診療ガイドライン 2007 年より改変)

※ 2010 年に施行された新規準では，糖負荷試験時の血糖値に加えて，HbA_{1c} が 6.5%（JDS 値 6.1%）を超えている場合は，1回の検査で糖尿病と診断できるようになった．

2) 糖尿病治療の目標と指針

血糖コントロールの指標と評価

指　標	コントロールの評価とその範囲				
	優	良	可		不可
			不十分	不良	
HbA_{1c} (%)	5.8 未満	5.8～6.5 未満	6.5～7.0 未満	7.0～8.0 未満	8.0 以上
			6.5～8.0 未満		
空腹時血糖値 (mg/dℓ)	80～110 未満	110～130 未満	130～160 未満		160 以上
食後2時間血糖値 (mg/dℓ)	80～140 未満	140～180 未満	180～220 未満		220 以上

注1) 血糖コントロールが「可」とは，治療の徹底により「良」ないしそれ以上に向けての改善の努力を行うべき領域である．「可」の中でも 7.0% 未満をよりコントロールがよい「不十分」とし，他を「不良」とした（この境界の血糖値は定めない）．

注2) 妊婦（妊娠前から分娩までの間）に関しては，HbA_{1c} 5.8% 未満，空腹時血糖値 100 mg/dℓ 未満，食後2時間血糖値 120 mg/dℓ 未満で，低血糖のない状態を目標とする．

(日本糖尿病学会編：糖尿病診療ガイドライン 2007 年より改変)

3. 脂質異常症ガイドライン

1）脂質異常症の診断基準（空腹時採血）

高 LDL コレステロール血症	LDL コレステロール	140 mg/dℓ 以上
低 HDL コレステロール血症	HDL コレステロール	40 mg/dℓ 未満
高トリグリセリド血症	トリグリセリド	150 mg/dℓ 以上

・この診断基準は薬物療法の開始基準を表記しているものではない．
・薬物療法の適応に関しては他の危険因子も勘案し決定されるべきである．
・LDL-C 値は直接測定法を用いるか Friedeward の式で計算する．
　［LDL-C］＝［(TC（総コレステロール)］－［HDL-C］－［TG（トリグリセリド）］× 1/5
　（TG 値が 400 mg/dℓ 未満の場合）
・TG 値が 400 mg/dℓ 以上の場合は直接測定法にて LDL-C 値を測定する．
（日本動脈硬化学会：動脈硬化性疾患予防ガイドライン 2007 年版より改変）

2）動脈硬化の危険度に従ったリスク別脂質管理目標値

治療方針の原則	カテゴリー	LDL-C 以外の主要危険因子*	脂質管理目標値（mg/dℓ） LDL-C	HDL-C	TG
一次予防 まず生活習慣の改善を行った後，薬物治療の適応を考慮する	Ⅰ（低リスク群）	0	160 未満	40 以上	150 未満
	Ⅱ（中リスク群）	1～2	140 未満		
	Ⅲ（高リスク群）	3 以上	120 未満		
二次予防 生活習慣の改善とともに薬物治療を考慮する	冠動脈疾患の既往		100 未満		

脂質管理と同時に他の危険因子（喫煙・高血圧・糖尿病の治療など）を是正する必要がある．
* 【LDL-C 以外の主要危険因子】
　・危険因子の数によりカテゴリーⅠ～Ⅲに分類する．
　　加齢（男性≧45歳，女性≧55歳），高血圧，糖尿病（耐糖能異常を含む），喫煙，冠動脈疾患の家族歴，低 HDL-C 血症（＜40 mg/dℓ）
　・糖尿病，脳梗塞，閉塞性動脈硬化症の合併症はカテゴリーⅢとする．
（日本動脈硬化学会：動脈硬化性疾患予防ガイドライン 2007 年版より改変）

3) 脂質異常症における食事療法の基本

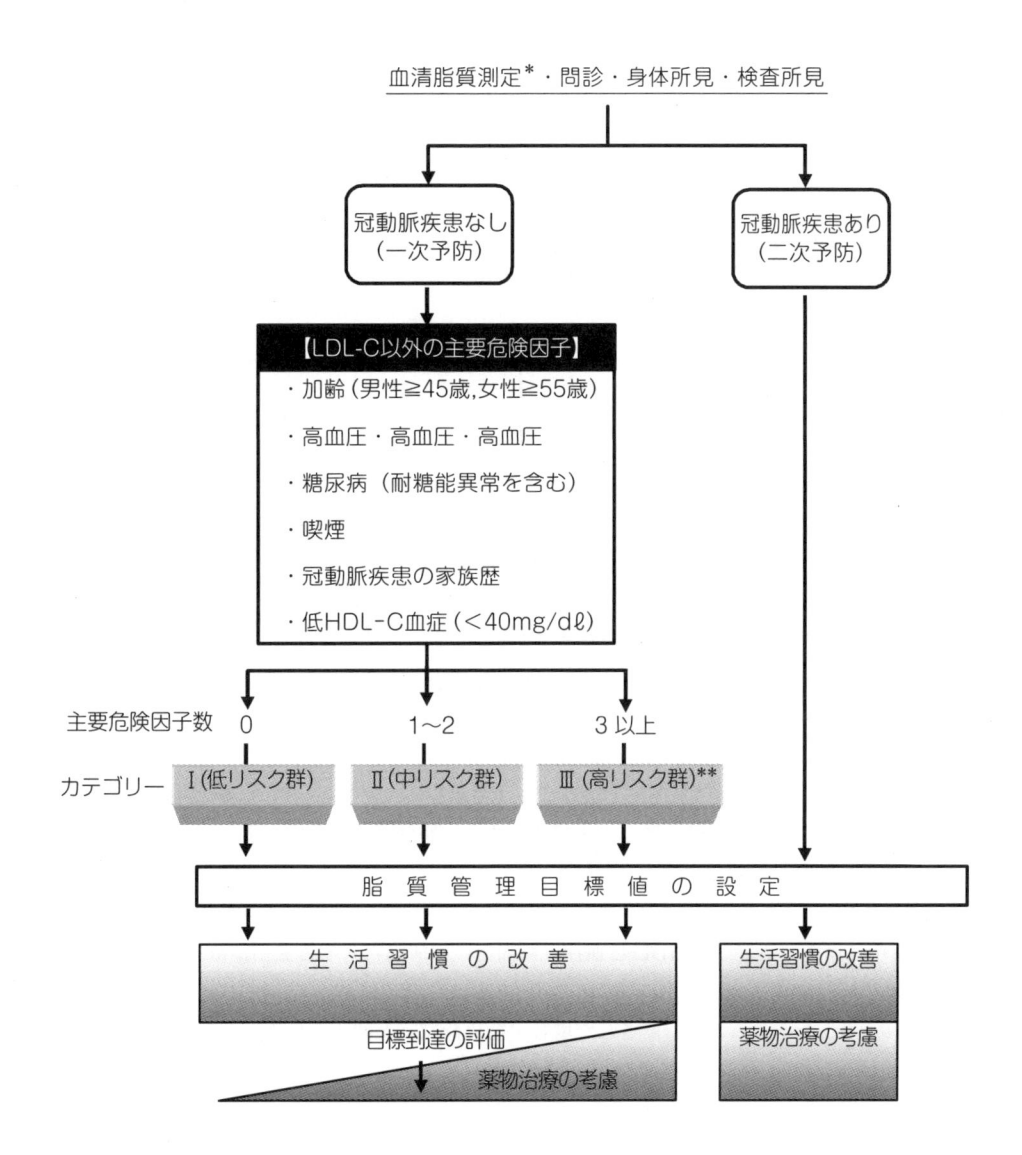

```
        血清脂質測定*・問診・身体所見・検査所見
                    │
        ┌───────────┴───────────┐
   冠動脈疾患なし              冠動脈疾患あり
   （一次予防）                （二次予防）
        │                          │
  【LDL-C以外の主要危険因子】        │
  ・加齢（男性≧45歳，女性≧55歳）   │
  ・高血圧・高血圧・高血圧           │
  ・糖尿病（耐糖能異常を含む）       │
  ・喫煙                            │
  ・冠動脈疾患の家族歴               │
  ・低HDL-C血症（＜40mg/dℓ）         │
        │                          │
```

主要危険因子数　　0　　　1〜2　　　3以上

カテゴリー　Ⅰ(低リスク群)　Ⅱ(中リスク群)　Ⅲ(高リスク群)**

脂 質 管 理 目 標 値 の 設 定

生活習慣の改善	生活習慣の改善
目標到達の評価 → 薬物治療の考慮	薬物治療の考慮

*血清脂質測定：原則として12時間以上の絶食後採血とする．
**糖尿病，脳梗塞，閉塞性動脈硬化症があれば他の危険因子がなくてもⅢとする．
（日本動脈硬化学会：動脈硬化性疾患予防ガイドライン2007年版より改変）

4) メタボリックシンドロームの診断基準

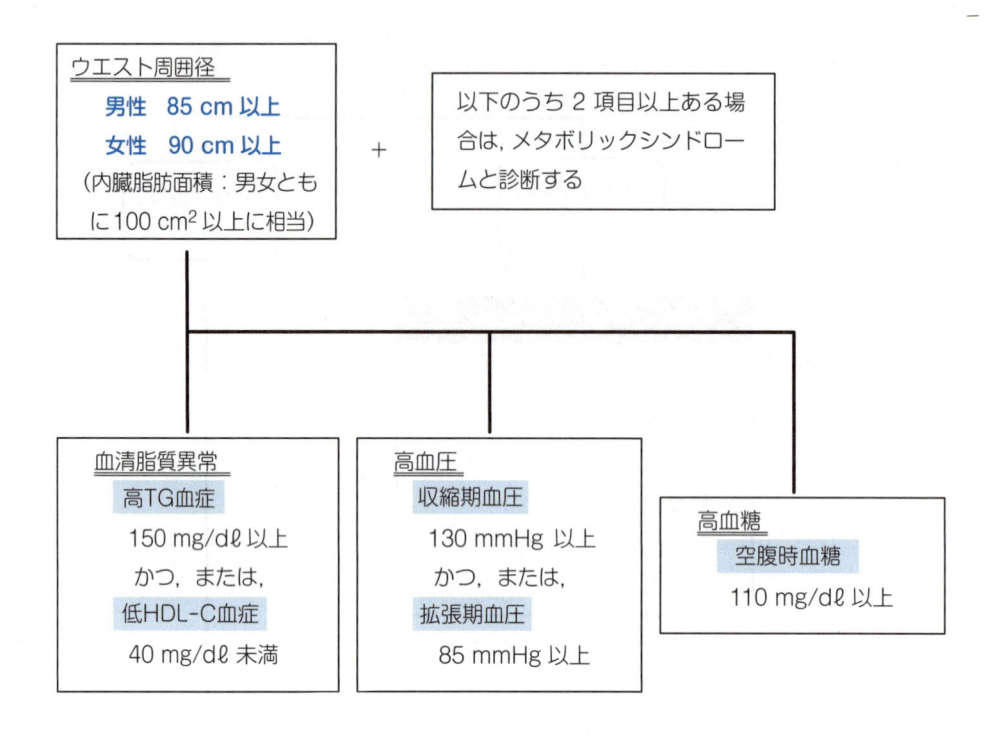

```
┌─────────────────────┐
│  ウエスト周囲径      │
│  男性 85 cm 以上    │        ┌─────────────────────┐
│  女性 90 cm 以上    │   +    │ 以下のうち2項目以上ある場│
│ (内臓脂肪面積：男女とも│        │ 合は，メタボリックシンドロー│
│  に100 cm² 以上に相当)│        │ ムと診断する         │
└──────────┬──────────┘        └─────────────────────┘
           │
    ┌──────┼──────────┐
    │      │          │
┌───┴───┐┌┴─────┐┌───┴────┐
│血清脂質異常││高血圧  ││高血糖    │
│ 高TG血症 ││ 収縮期血圧││ 空腹時血糖│
│150 mg/dl以上││130 mmHg以上││110 mg/dl以上│
│ かつ，または，││ かつ，または，││          │
│ 低HDL-C血症││ 拡張期血圧││          │
│40 mg/dl未満││85 mmHg以上││          │
└────────┘└──────┘└────────┘
```

- CTスキャンなどで内臓脂肪量測定を行うことが望ましい．
- ウエスト径は立位，軽呼気時，臍レベルで測定する．脂肪蓄積が著明で臍が下方に偏位している場合は肋骨下縁と前上骨棘の中点の高さで測定する．
- 糖尿病，高コレステロール血症の存在は，メタボリックシンドロームの診断から除外されない．
- 高TG（中性脂肪）血症，低HDL-C血症，高血圧，糖尿病に対する薬剤治療を受けている場合は，それぞれの項目に含まれる．
- メタボリックシンドロームと診断された場合，糖負荷試験が勧められるが，診断には必須ではない．

(日本内科学会雑誌，94 (4)：188-203，2005年より改変)

4. 骨粗鬆症の診断基準

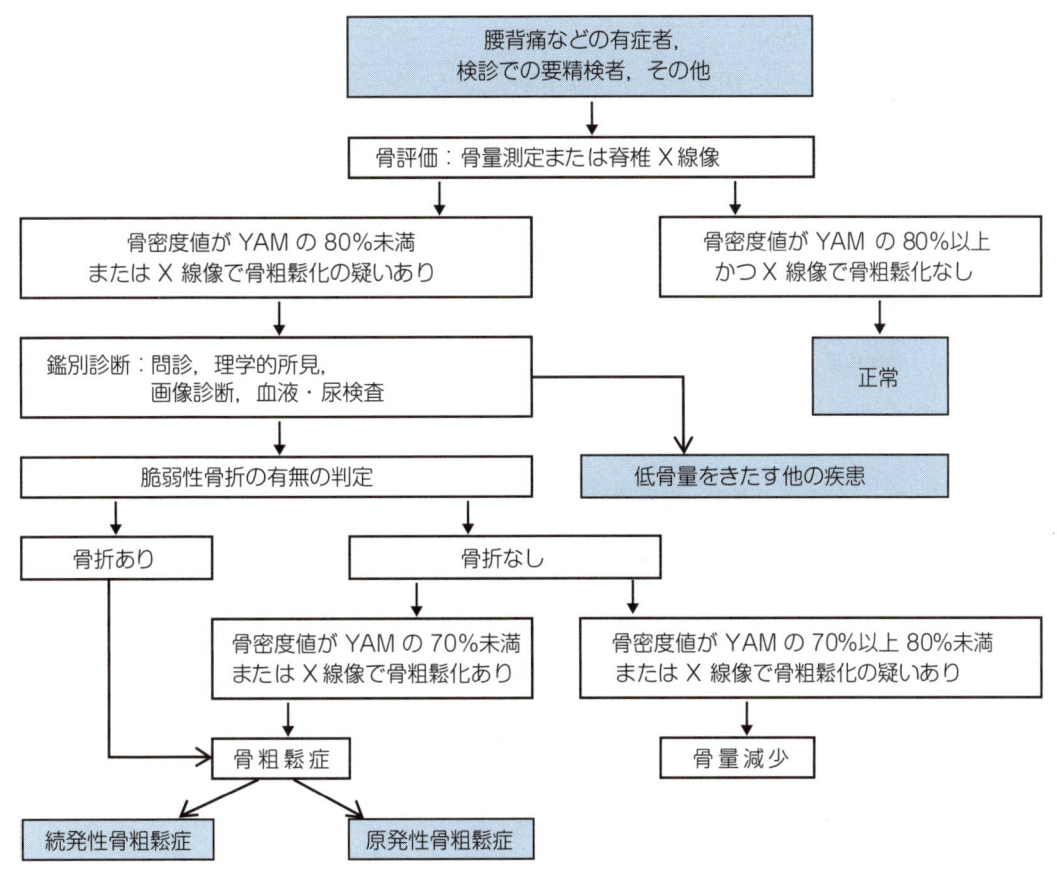

```
          ┌─────────────────────────┐
          │ 腰背痛などの有症者，     │
          │ 検診での要精検者，その他 │
          └───────────┬─────────────┘
                      ↓
          ┌─────────────────────────────┐
          │ 骨評価：骨量測定または脊椎X線像 │
          └─────┬──────────────────┬────┘
                ↓                  ↓
┌──────────────────────────┐  ┌──────────────────────────┐
│ 骨密度値が YAM の 80%未満  │  │ 骨密度値が YAM の 80%以上  │
│ または X 線像で骨粗鬆化の疑いあり │  │ かつ X 線像で骨粗鬆化なし │
└──────────┬───────────────┘  └──────────┬───────────────┘
           ↓                              ↓
┌──────────────────────────┐          ┌──────┐
│ 鑑別診断：問診，理学的所見，│          │ 正常 │
│   画像診断，血液・尿検査   │─────┐    └──────┘
└──────────┬───────────────┘     │
           ↓                      ↓
┌──────────────────────────┐  ┌──────────────────────┐
│   脆弱性骨折の有無の判定   │  │  低骨量をきたす他の疾患 │
└─────┬──────────┬─────────┘  └──────────────────────┘
      ↓          ↓
  ┌────────┐ ┌────────┐
  │ 骨折あり │ │ 骨折なし │
  └───┬────┘ └────┬───┘
      │           ↓                         ↓
      │  ┌──────────────────────┐  ┌──────────────────────────┐
      │  │ 骨密度値が YAM の 70%未満 │  │ 骨密度値が YAM の 70%以上 80%未満 │
      │  │ または X 線像で骨粗鬆化あり │  │ または X 線像で骨粗鬆化の疑いあり │
      │  └──────────┬───────────┘  └──────────┬───────────────┘
      │             ↓                          ↓
      │      ┌──────────┐                 ┌────────┐
      └─────→│ 骨粗鬆症  │                 │ 骨量減少 │
             └──┬────┬──┘                 └────────┘
                ↓    ↓
       ┌──────────┐ ┌──────────┐
       │ 続発性骨粗鬆症 │ │ 原発性骨粗鬆症 │
       └──────────┘ └──────────┘
```

（折茂肇：Osteoporosis Japan, **9**：9-14, 2001）

5. 肥満の判定基準

BMI ＝体重（kg）÷［身長（m）］²

BMI	判 定	WHO
＜ 18.5	低体重	under weight
18.5 〜＜ 25	普通体重	normal range
25 〜＜ 30	肥満（1 度）	preobese
30 〜＜ 35	肥満（2 度）	obese class Ⅰ
35 〜＜ 40	肥満（3 度）	obese class Ⅱ
40 ≦	肥満（4 度）	obese class Ⅲ

ただし，肥満（BMI ≧ 25）は，医学的に減量を要する状態とは限らない．
なお，標準体重（理想体重）は最も疾病の少ない BMI 22 を基準として，
標準体重（kg）＝身長（m）² × 22 で計算された値とする．

標準体重（kg）と肥満の測定（参考資料）

身長（cm）	BMI 18.5	BMI 22	BMI 25
190	67	79	90
185	63	75	86
180	60	71	81
175	57	67	77
170	53	64	72
165	50	60	68
160	47	56	64
155	44	53	60
150	42	50	56
145	39	46	53
140	36	43	49

（小数以下四捨五入）
（肥満研究，6：18-28, 2000 年より改変）

4

主要な臨床検査項目の基準値

臨床検査項目一覧

一般検診で行われる検査

検査項目	基準値	異常値を示す代表的疾患
BMI*	18.5 ≦ BMI < 25	肥満，症候性（二次性）肥満：クッシング症候群，甲状腺機能低下症で高値
体脂肪率	男性：25％以上肥満 女性：30％以上肥満	肥満，症候性（二次性）肥満：クッシング症候群，甲状腺機能低下症で高値
血圧	ガイドライン参照	本態性高血圧，症候性（二次性）高血圧症
視力検査		屈折調節異常による視力低下
眼圧検査	12～18 mmHg	緑内障で高値，外傷，網膜剥離で低値
眼底検査	血管の形状に異常がなく，出血もない	網膜剥離，糖尿病性網膜症など
聴力検査	平均的聴力：−10～+20 dB	伝音声難聴：中耳炎が原因のことが多い 感音声難聴：先天性難聴，聴神経腫瘍，動脈硬化，老化，メニエール病，突発性難聴など
骨密度検査	YAM (Young Adult Mean) の80％以上	骨粗鬆症：YAMの70％未満

*BMI＝体重（kg）÷（身長（m））^{2}

尿検査

検査項目	基準値	異常値を示す代表的疾患
尿量	1,000～1,500 mL/1日（成人） 2,000 mL以上を多尿， 500 mL以下を乏尿， 100 mL以下を無尿という	多尿：糖尿病，尿崩症，萎縮腎など 乏尿：激しい下痢，嘔吐，発汗，心不全，急性腎炎，ネフローゼなど 無尿：腎炎やネフローゼ，結石・腫瘍等による尿路閉塞など 頻尿：膀胱炎，前立腺炎，尿道炎，腎盂腎炎など
pH	5～7.5	糖尿病では不揮発酸（ケトン体）が増加し酸性となる
比重	1.015～1.025	高比重：糖尿病やネフローゼ症候群，下痢，嘔吐，熱性疾患など 低比重：尿崩症
タンパク	陰性（−）	腎前性タンパク尿：発熱，急性および慢性の感染症，膠原病の活動期など 腎性タンパク尿：糸球体腎炎，ネフローゼ症候群，糖尿病性糸球体腎症，カドミウムなどの金属障害 腎後性タンパク尿：尿路感染症，尿路結石，尿路の腫瘍など
微量アルブミン	30 mg/L以下（随時尿）	初期の腎障害，特に糖尿病性腎症の初期で高値
ビリルビン	陰性（−）	肝臓や胆道の障害：急性肝炎や肝硬変，総胆管結石による胆道閉塞，閉塞性黄疸など
潜血	陰性（−）	腎から尿管，膀胱，尿道などの尿路の異常 腎・尿路系の炎症：急性糸球体腎炎，腎盂腎炎，膀胱炎，尿道炎，前立腺炎など
糖	陰性（−）	糖尿病（高血糖），甲状腺，下垂体，副腎などの機能亢進による内分泌疾患や，ストレス，緊張など 血糖の腎閾値：健常で約170 mg/dL
ケトン体	陰性（−）	糖尿病，飢餓で陽性：糖尿病性ケトアシドーシスの存在
ウロビリノーゲン	（±）～（+）	肝障害や溶血性疾患で高値 溶血性黄疸，肝炎の回復期などで高値

末梢血液検査

検査項目	基準値	異常値を示す代表的疾患
赤血球数（RBC）*	男性：410万〜530万/μℓ 女性：380万〜480万/μℓ	貧血で低値
赤血球指数*	MCV 76〜96 fℓ MCH 27〜32 pg MCHC 31〜35%	赤血球の大きさの指標 赤血球のヘモグロビン量の指標 赤血球のヘモグロビン濃度の指標
ヘマトクリット（Ht）*	男性：36〜48% 女性：34〜43%	貧血で低値
ヘモグロビン（Hb）*	男性：14〜18 g/dℓ 女性：12〜16 g/dℓ	貧血で低値
白血球数（WBC）*	4,500〜9,000/μℓ	炎症性疾患で一般に上昇，再生不良性貧血など造血機能障害で低値
網状赤血球数（Ret）	0.2〜2.0%	骨髄における赤血球造血機能の亢進で高値
血小板（PLT）*	14.0万〜34.0万/μℓ	血小板減少症や増加症の診断や出血の予知に有用
赤血球沈降速度（ESR）	男性：＜10 mm（1時間値） 女性：＜15 mm（1時間値）	貧血などの血液希釈状態のほか，炎症性疾患や多発性骨髄腫など血漿タンパク異常で高値

*「臨床検査法提要」改訂第32版，金原出版（株）より

生化学検査

検査項目	基準値	異常値を示す代表的疾患
総タンパク（TP）	6.5～8.3 g/dℓ	栄養状態・タンパク合成能の指標
アルブミン（Alb）	3.8～5.3 g/dℓ	健康，栄養状態の指標，栄養指標としてアルブミンは半減期が長いことから，よりリアルタイムの栄養状態を反映するマーカーとして半減期が半日～2日と速い，ビタミンA結合タンパク（レチノール結合タンパク），トランスサイレチン（プレアルブミン）などが頻用されている．
尿素窒素（UN）	8～20 mg/dℓ	腎機能・タンパク異化摂取の指標
クレアチニン（Cr）	男性 0.6～1.0 mg/dℓ 女性 0.4～0.8 mg/dℓ	腎機能の指標，ただしGFRが50％まで低下してもなお正常域を示すことから，腎機能の指標としては鋭敏ではない
尿酸（UA）	男性 4～7 mg/dℓ 女性 3～5.5 mg/dℓ	プリン・ヌクレオチド代謝系の異常（痛風で上昇），尿素窒素，クレアチニンと併せて腎機能の指標
総コレステロール（TC）	120～220 mg/dℓ	脂質代謝異常の指標
LDLコレステロール（LDL-C）	120 mg/dℓ 以下	脂質代謝異常の指標，境界域 121～139 mg/dℓ
HDLコレステロール（HDL-C）	男性 37～67 mg/dℓ 女性 40～71 mg/dℓ	脂質代謝異常の指標
中性脂肪（TG）	30～150 mg/dℓ（空腹時）	脂質代謝異常の指標
総ビリルビン	0.2～1.2 mg/dℓ	肝細胞障害（急性肝炎，慢性肝炎増悪期，肝硬変など），肝内胆汁うっ滞，閉塞性黄疸，体質性黄疸で上昇
直接ビリルビン	0.1～0.4 mg/dℓ	肝細胞障害（急性肝炎，慢性肝炎増悪期，肝硬変など），肝内胆汁うっ滞，閉塞性黄疸，体質性黄疸で上昇
間接ビリルビン	0.1～0.8 mg/dℓ	溶血性貧血で上昇
AST	7～38 U/ℓ	肝機能・心・骨格筋疾患
ALT	4～44 U/ℓ	肝機能障害 AST/ALT＞1.0：アルコール性肝障害，肝硬変，筋疾患，溶血，マクロAST AST/ALT＜1.0：慢性肝炎，脂肪肝
クレアチンキナーゼ（CK）	男性 60～290 U/ℓ 女性 45～165 U/ℓ	骨格筋疾患・心機能
アミラーゼ	40～126 U/ℓ	急性膵炎，耳下腺炎で高値
コリンエステラーゼ（ChE）	168～470 U/ℓ （JSCC勧告法）	肝臓での鋭敏なタンパク合成能の指標：ネフローゼ症候群，肥満脂肪で高値，有機リン中毒（農薬中毒），肝機能障害（肝硬変）で低値
γ-グルタミルトランスフェラーゼ（γ-GT）	男性 9～40 U/ℓ 女性 9～35 U/ℓ （JSCC法）	アルコール摂取量との相関がみられ飲酒マーカーとしての意義がある：閉塞性黄疸，肝癌，アルコール性肝障害で高値
アルカリホスファターゼ（ALP）	120～370 U/ℓ	肝障害，胆汁流出障害，骨疾患，甲状腺機能亢進症などで高値

*「臨床検査法提要」改訂第32版，金原出版（株）より

生化学検査（つづき）

検査項目	基準値	異常値を示す代表的疾患
乳酸脱水素酵素（LD）	106〜220 U/ℓ	2種類のサブユニットからなる4量体で存在し5種類のアイソザイムを形成する．すなわち，LD$_1$（H4），LD$_2$（H3M1），LD$_3$（H2M2），LD$_4$（H1M3），LD$_5$（M4）という分子形となる．心筋梗塞，肺梗塞，悪性腫瘍，白血病，急性肝炎，肝硬変，横紋筋壊死，溶血性貧血などで高値
グルコース	70〜110未満 mg/dℓ（空腹時）	糖質代謝異常・糖尿病
ヘモグロビン A$_{1c}$	4.3〜5.8%	糖代謝異常，採血時から遡って1〜2か月間の血糖の平均値をよく反映する
ナトリウム（Na）	136〜145 mEq/ℓ	尿中へのNaとClの排泄量は健常人では塩化ナトリウムの摂取量にほぼ等しい．Naは糸球体濾過と近位尿細管で再吸収され，尿中への最終的な排泄は遠位尿細管におけるアルドステロンを中心とする選択的再吸収によって調節
カリウム（K）	3.4〜4.5 mEq/ℓ	血清K濃度は，経口摂取，細胞内外の分布，腎臓からの排泄調節によって規定される．遠位尿細管に作用するアルドステロンは，Na$^+$の再吸収を促進し，K$^+$とH$^+$の尿中への排泄を増加
クロール（Cl）	100〜108 mEq/ℓ	基本的には，血清Naと並行して変動するが，Na$^+$：Cl$^-$ = 140：100 の関係にあり，Cl$^-$はHCO$_3^-$によってある程度は代償
カルシウム（Ca）	総 Ca 8.5〜10.2 mg/dℓ イオン化 Ca 4.6〜5.2 mg/dℓ	血清Caの調節は，副甲状腺ホルモンやビタミンDにより規定
鉄（Fe）	血清鉄 成人男性 44〜192 μg/dℓ 成人女性 29〜164 μg/dℓ TIBC 262〜452 μg/dℓ	血漿中には3〜5 mg存在する．残りの約20%はフェリチンというタンパク質中に，またヘモジデリンとして貯蔵されている．
総鉄結合能（TIBC）	262〜452 μg/dℓ	トランスフェリンはβ-グロブリンの主要タンパクで，血中のトランスフェリンの1/3は鉄と結合し，残りの2/3は遊離のトランスフェリンとして存在する．トランスフェリンの総量を総鉄結合能（total iron-binding capacity, TIBC），また鉄と結合していないトランスフェリン量を不飽和鉄結合能（unsaturated iron-binding capacity, UIBC）と表現し，これらと血清鉄との関係は，[TIBC = UIBC + 血清鉄] となる．
CRP	0.2 mg/dℓ 以下	炎症性疾患で高値
SAA	8.0 μg/mℓ 以下	炎症性疾患で高値
フェリチン	男性で 25〜280 ng/mℓ，女性で 10〜120 ng/mℓ（LA法）	血清フェリチン濃度は貯蔵鉄とよく相関
アンモニア N	12〜66 μg/dℓ	肝性脳症の原因物質

日本語索引

ア

アイソエンザイム 16
アイソザイム 16
亜鉛イオン 32
　基準値 33
悪性腫瘍 77
悪玉コレステロール 28
アジソン病 67
アスパラギン酸アミノトランスフェラーゼ 17
アデニン 12
アテローム硬化症 56
アトピー性皮膚炎 46
アドレナリン 21
アナフィラキシー 79
アポリポタンパク質A 28
アポリポタンパク質B100 28
アポリポタンパク質B-48 25
アミノ酸 5
アミラーゼ 19, 54, 94
アラニンアミノトランスフェラーゼ 17
アルカリホスファターゼ 18, 94
アルコール依存症 20
アルコール性肝炎 52
アルコール性脂肪肝 53
アルドステロン拮抗薬 65
アルドステロン症 67
アルブミン 7, 8, 9, 53, 94
アレルギー 46
　分類 47
アレルギー性鼻炎 46

アレルゲン 79
アレルゲン特異的IgE検査 79
アロプリノール 72
アンギオテンシンII受容体拮抗薬 63
安静時狭心症 58
安定狭心症 57
1,5アンヒドログルシトール 70
アンモニア 15, 37, 95
　基準値 16
α_1-アンチトリプシン 11
IgA腎症 60
ROC曲線 4

イ

異常尿 38
移植臓器拒絶反応 46
イソロイシン 6
I型アレルギー 46
1型糖尿病 67
一次線溶 40
一般検査 2
一般検診で行われる検査 92
インスリン 21, 67

ウ

ウイルス肝炎 52
ウィルソン病 11, 31
右心不全 58
ウロビリノーゲン 34, 55, 92
ウロビリン体 38

エ

栄養アセスメントタンパク質 9
栄養ケアマネージメント 11
エストロゲン 73
エリスロポエチン 41, 61
炎症性疾患 80
ACE阻害薬 63
HDLコレステロール 70, 94
LDLコレステロール 63, 70, 94
Naイオン 30
　基準値 32

オ

黄疸 55
横紋筋融解症 38
オルニチン 6

カ

解糖系 21
潰瘍性大腸炎 54
過栄養性脂肪肝 53
核黄疸 35
獲得免疫 49
褐色細胞腫 38
活性化脂肪酸 25
活性酸素 80
カットオフ値 4, 5
花粉症 46
カリウム 95

カリウム保持性利尿薬　65
顆粒球　39
カルシウム　73, 95
カルシトニン　31, 32, 73
カルニチン　26
がん　76
眼圧検査　92
肝炎　52
肝炎ウイルス　52
管外増殖性糸球体腎炎　60
がん検診　77
肝硬変　52
看護師　9
肝細胞性黄疸　38, 56
間接型ビリルビン　33, 35, 55, 94
関節リウマチ　81
　診断基準　82
眼底検査　92
感度　4
管内増殖性糸球体腎炎　60
管理栄養士　9
冠攣縮性狭心症　58
γ-グルタミルトランスフェラーゼ　19

キ

気管支喘息　46
起座呼吸　58
キサンチンオキシダーゼ　72
基準値　3
急性肝炎　52
急性冠症候群　57
急性糸球体腎炎　60
急性心筋梗塞　20, 57
急性腎不全　62
急性膵炎　19, 54

急性相反応タンパク質　10
凝固　43
凝固反応　6
狭心症　29
虚血性心疾患　57
巨人症　66
巨赤芽球性貧血　75
起立性タンパク尿　38
キロミクロン　29

ク

グアニン　12
クエン酸回路　21
クッシング症候群　67, 71
クッシング病　67
くも膜下出血　59
クリグラー・ナジャー症候群　35
グリコアルブミン　70
グリコーゲン　21
グルカゴン　20, 21
グルクロン酸　21
グルクロン酸抱合　21, 34
グルココルチコイド　73
グルコース　95
　代謝経路　21, 22
グルタミン酸デヒドロゲナーゼ反応　12
くる病　73
クレアチニン　14, 37, 64, 94
　基準値　15
クレアチニンクリアランス　37, 60
クレアチン　14, 37, 64
　基準値　15
　生合成過程　14
クレアチンキナーゼ　18, 94

クレアチンリン酸　14
クレチン症　66
クロール　95
クローン病　53

ケ

経口抗凝固薬　40
血圧
　脳心血管リスク　84
血圧値
　分類　84
血液　39
血液凝固阻止剤　6
血漿　6
血漿タンパク質　6
血小板　42, 93
血清　6
血清アミロイドA　81
血清アルブミン　8
　基準値　8
血清クレアチニン　64
血清酵素　16
血清酵素活性測定　16
血清脂質　24
血清タンパク質　6
血清鉄　75
血清尿素窒素　61, 64
血清フェリチン値　75
血清無機イオン　30
血清免疫グロブリン
　基準値　48
血清Caイオン濃度調節因子　31
血栓　42, 58
血中尿素窒素　12
血中ヘモグロビン量　75
血糖　20

血糖値　20, 70
血尿　38
ケトン体　38, 92
ケノデオキシコール酸　27
ケミカルメディエーター　79
ケモカイン　80
検体検査　2
原発性ネフローゼ症候群　60
Kイオン　30
　　基準値　32

コ

抗アセチルコリン抗体　81
好塩基球　39
高カリウム血症　61, 65
高血圧ガイドライン　84
高血圧症　56
　　分類　57
抗原　43
膠原病　48
抗甲状腺ホルモンレセプター抗体　81
好酸球　39
高脂血症　61, 29
　　分類　71
鉱質コルチコイド　27
甲状腺機能亢進症　66
甲状腺機能低下症　66, 71
甲状腺刺激ホルモン　66
甲状腺疾患　66
抗体　43
好中球　39
後天性免疫不全症候群　47, 82
高トリグリセリド血症　70, 86
高ナトリウム血症　32
高尿酸血症　72
高比重リポタンパク質　28

抗利尿ホルモン　66
高LDLコレステロール血症　70, 86
V型アレルギー　47
呼吸器系腫瘍マーカー　78
国際標準化比　40
骨塩　73
骨疾患　73
骨粗鬆症　73
　　診断基準　89
骨軟化症　73
骨密度検査　92
コラーゲン　73
コリンエステラーゼ　16, 19, 52, 94
コール酸　27
コルチゾール　21, 67
コルヒチン　72
コレステロール　24, 27
コレステロール系胆石　55
Cockcroftの式　37

サ

サイアザイド系利尿薬　65
再生不良性貧血　76
細動脈硬化症　56
サイトカイン　80
細胞性免疫　45
左心不全　58
Ⅲ型アレルギー反応　46

シ

糸球体疾患　59
糸球体濾過量　63
自己抗体　81
自己免疫疾患　48, 81

脂質異常症　29, 70
　　食事療法　87
　　診断基準　86
脂質異常症ガイドライン　86
シスタチンC　95
自然免疫　49
持続性タンパク尿　60
シトルリン　6
脂肪肝　53
脂肪族アミノ酸　5
重症筋無力症　81
粥状硬化症　56
受動免疫　49
腫瘍マーカー　77
循環器系疾患　56
消化器系疾患　52
消化器腫瘍マーカー　78
小球性低色素性貧血　75
小球性貧血　76
食物アレルギー　46, 79
女性ホルモン　27
視力検査　92
心筋虚血　57
心筋梗塞　29
神経芽細胞腫　38
腎疾患　59
新生児黄疸　56
腎性タンパク　38
腎性糖尿　38
心不全　58
腎不全
　　病期分類　61
心房性ナトリウム利尿ペプチド　58
じんま疹　46
C型肝炎　52
C反応性タンパク　55, 80

Caイオン　31
　　基準値　33
CD4陽性細胞　81, 82
CD8陽性細胞　81
Clイオン　30
　　基準値　32

ス

膵炎　54
推算GFR　63
ステロイド　24
ステロイドホルモン　24
スレオニン　5

セ

生化学検査　94, 95
正球性貧血　76
生殖器系腫瘍マーカー　79
生体検査　2
成長ホルモン　66
性ホルモン　27
生理機能検査　2
世界糖尿病デー　23
赤血球　39, 41, 76
赤血球指数　76, 93
赤血球数　93
赤血球沈降速度　93
セルロプラスミン　11, 31
潜血　92
全身性エリテマトーデス　81
善玉コレステロール　28
線溶　6, 43
線溶現象　42
線溶療法　11

ソ

総コレステロール　94
巣状糸球体硬化症　60
巣状分節状病変　60
総タンパク　94
総鉄結合能　31, 75, 95
総ビリルビン　94
即時型アレルギー反応　45, 46
続発性ネフローゼ症候群　61
組織プラスミノゲンアクチベーター（TPA）　11, 42

タ

体液性免疫　43, 48
大球性貧血　76
体脂肪率　92
代謝疾患　67
代謝性アシドーシス　61
代償性肝硬変　52
唾液腺炎　19
単球　39
胆汁酸　24, 27
男性ホルモン　27
胆石症　55
タンニン鉄　75
胆嚢炎　55
タンパク　92
タンパク尿　61

チ・ツ

チアノーゼ　58
遅延型アレルギー反応　47
中間比重リポタンパク質　28

中性脂肪　24, 94
　消化・吸収過程　25
中膜硬化症　56
腸肝循環　34
蝶形紅斑　81
超低比重リポタンパク質　28
聴力検査　92
直接型ビリルビン　34, 35, 56, 94

痛風　12, 72

テ

低アルブミン血症　61
低栄養性脂肪肝　53
低カリウム血症　64
低カルシウム血症　61
低タンパク血症　60, 61
低ナトリウム血症　32
低比重リポタンパク質　28
低HDLコレステロール血症　70, 86
鉄　95
鉄イオン　31
　基準値　33
鉄欠乏性貧血　75
デヒドロエピアンドロステロン　27
デュビン・ジョンソン症候群　35
電解質異常　61
電気泳動法
　異常パターン　8
　タンパク分画　7
デンシトグラム　7
δ-アミノレブリン酸　39
δ-ビリルビン　35

Tリンパ球　39, 46, 48

ト

糖　92
銅イオン　31
　　基準値　33
糖質　20
糖質コルチコイド　27
糖新生　21
透析
　　食事療法　63
糖尿病　22, 38, 67, 71
　　合併症　68
　　診断　69
　　治療の目標と指針　85
　　発症のリスク　23
糖尿病ガイドライン　85
糖尿病性腎症　62, 68
　　食事療法　62
　　病期分類　62
糖尿病性末梢神経障害　68
糖尿病性網膜症　68
動脈硬化症　29, 56
　　リスク別脂質管理目標値　86
特異的IgE　79
特異度　4
トランスチレチン　9
トランスフェリン　9, 31
トリグリセリド　70
トリプシノーゲン　54
トリプトファン　6
貪食細胞　45

ナ

内臓脂肪型肥満　74
内分泌疾患　65

ナトリウム　95
75g経口ブドウ糖負荷試験　85
鉛中毒　38, 39

ニ

Ⅱ型アレルギー反応　46
2型糖尿病　67
二次性高血圧　56
二次線溶　40
乳酸脱水素酵素　53, 95
乳酸デヒドロゲナーゼ　18
尿　36
尿アミラーゼ　37
尿検査　92
尿酸　12, 94
　　基準値　15
　　体内代謝　13
尿浸透圧　37
尿素　37
尿素回路　13, 15
尿素窒素　94
尿中ウロビリノーゲン　56
尿中NAG活性　37
尿毒症　62
尿崩症　66
尿量　36, 92

ネ

ネフローゼ症候群　19, 60, 71
粘液水腫　66

ノ

脳下垂体疾患　66
脳血栓　58
脳梗塞　29, 58

脳出血　29, 58
脳性ナトリウム利尿ペプチド　58
脳塞栓症　58
脳卒中　58
能動免疫　49
脳軟化症　58
ノンパラメトリック法　4

ハ

橋本病　48, 66
播種性血管内凝固症候群　11, 38, 41
バセドウ病　48, 66, 81
バゾプレッシン　66
白血球　39, 41
白血球数　80, 93
白血病　12
バニリルマンデル酸　38
ハプトグロビン　10, 33
パラトルモン　66, 73
パラメトリック法　3, 4
バリン　6

ヒ

比重　92
微小変化型ネフローゼ症候群　60
ヒスチジン　6
非代償性肝硬変　52
ビタミンC　75
ビタミンB_{12}　41, 75
ビタミンD　31, 32, 73
ビタミンK　73
ビタミンK欠乏症　40
非タンパク質性窒素　12

ヒトエイズウイルス　47, 82
肥満
　　判定基準　90
　　標準体重　90
日和見感染　46
日和見感染症　48
微量アルブミン　38, 92
ビリルビン　33, 38, 55, 92
　　基準値　35
ビリルビン系胆石　55
貧血　38, 74
Bリンパ球　44, 46, 48
BUN
　　基準値　15
BUN/クレアチニン比　64

フ

不安定狭心症　57
フィッシャー比　12, 53
フィブリノゲン　6, 11
フィブリノゲン分解産物　40
フェニルアラニン　6
フェニルケトン尿症　38
フェニルピルビン酸　38
フェリチン　31, 75, 95
副甲状腺機能亢進症　66
副甲状腺機能低下症　67
副甲状腺疾患　66
副甲状腺ホルモン　32
副腎皮質機能亢進症　67
副腎皮質機能低下症　67
副腎皮質刺激ホルモン　67
副腎皮質疾患　67
副腎皮質ホルモン　27
浮腫　61
不飽和鉄結合能　31, 75
プラスミン　42

プリン塩基　12
プリン体　72
フルクトサミン　70
プロトロンビン　6
プロトロンビン比　40
分岐鎖アミノ酸　11
Friedewaldの式　70

ヘ

平均赤血球ヘモグロビン濃度
　　77
平均赤血球ヘモグロビン量
　　77
平均赤血球容積　77
閉塞性黄疸　38, 56
ヘマトクリット　39, 76, 93
ヘモグロビン　76, 93
ヘモグロビン尿　38, 39
ヘモグロビン A_{1c}　70, 95
ヘルパーT細胞　47, 82
ペントースリン酸経路　21
β-酸化　26
Bence Jonesタンパク　38

ホ

抱合型ビリルビン　34
乏尿　62
補体　80
ポルフィリン　38
ポルホビリノーゲン　38
本態性高血圧　56

マ

膜性腎症　60
膜性増殖性糸球体腎炎　60

マクロファージ　45
末梢血液検査　93
末端肥大症　66
慢性肝炎　52
慢性冠症候群　57
慢性骨髄性白血病　39
慢性糸球体腎炎　48, 60
慢性腎臓病
　　食事療法　63
慢性腎不全　61
慢性膵炎　54

ミ・ム

ミオグロビン　38
無機リン
　　基準値　33
無尿　62

メ

メサンギウム増殖性腎炎　60
メタボリックシンドローム
　　74
　　診断基準　88
メチオニン　6
免疫　43
免疫グロブリン　6, 44, 81
　　異常値を呈する疾患　48
免疫系疾患　79
免疫不全症候群　47
メンケス病　11, 31

モ

網状赤血球数　93
網赤血球　42

ヤ・ユ

薬剤師 9

遊離型ビリルビン 33
遊離脂肪酸 25, 27

ヨ

溶血性黄疸 55
溶血性貧血 75
溶血性レンサ球菌 60
葉酸 41, 75
Ⅳ型アレルギー反応 47

ラ

ランゲルハンス島 67
RAST検査 79

リ

リウマトイド因子（RF） 82
リシン 6
利尿薬 64
リボース 21
リポタンパク質 27
リン 73
リン酸イオン 31
リン脂質 24, 27
臨床化学検査 2

臨床検査技師 10
臨床検査項目 92
リンパ球 39, 46

ル・レ・ロ

ループス腎炎 81
ループ利尿薬 64

レシチン 28

ロイシン 6
労作性狭心症 58

ワ

ワルファリン 40

外国語索引

A

acquired immunodeficiency syndrome 47, 82
activated partial thromboplastin test 40
AIDS 47, 82
alanine aminotransferase 17
Alb 94
alkaline phosphatase 18
ALP 18, 94
ALT 17, 52, 94
AMY 19
α-amylase 19
ANP 58
APPT 40
ARB 63
aspartate aminotransferase 17
AST 17, 52, 94

B

blood urea nitrogen 12
BMI 90, 92
BNP 58
BTR 12
BUN 12, 61, 64

C

Ca 95
CD 48
CHE 19
ChE 94
choline esterase 19
CK 18, 94
Cl 95
cluster of differentiation 48
complement 81
Cp 11
Cr 94
C-reactive protein 10, 80
creatine kinase 18
CRP 10, 55, 80, 95

D

DIC 11, 38, 41
disseminated intravascular coagulation 11, 41

E

ESR 93

F

FDP 38, 40
Fe 95
FFA 25
free fatty acid 25

G

GFR 63
γ-GT 19, 94
γ-GTP 94

H

Hb 93
HbA$_{1c}$ 69, 70
HDL 28
HDL-C 94
high density lipoprotein 28
HIV 47, 81
Hp 10
Ht 39, 93
human immunodeficiency virus 47, 82

I

IDL 28
IFG 85
Ig 44
IgA 45
IgD 45
IgE 45
IgG 44
IgM 45
IGT 85
immunoglobulin 44
impaired fasting glycemia 85
impaired glucose tolerance 85
INR 40
intermediate density lipoprotein 28
international normalized ratio 40

international sensitivity
　　index　40
ISI　40
isoenzyme　16

K

K　95

L

lactate dehydrogenase　18
LCAT　6, 16, 28
LD　18, 53, 95
LDL　28
LDL-C　94
low density lipoprotein　28

M

MCH　77
MCHC　75, 77
MCV　75, 77

N

Na　95
NADPH　21
none protein nitrogen　12

NPN　12
NST　9
nutrition support team　9

P

pH　92
PLT　93
prothrombin time　40
PSA　78
PT　40

R

RBC　93
RBP　9
reference value　3
Ret　93
retinol binding protein　9
RF　82
rheumatoid factor　82

S

SAA　10, 80, 95
serum amyloid A　10, 81
SLE　81
systemic lupus erythematosus　81

T

TC　94
Tf　9
TG　94
TIBC　31, 95
tissue-plasminogen activator
　　42
TP　94
TPA　11
t-PA　42
TTR　9

U

UA　94
UIBC　31
UN　94

V

very low density lipoprotein
　　28
VLDL　28

W

WBC　80, 93